JN046157

おかげさまで 25 年

レジデントノートは 2023 年度で

『創刊 25 年目』となります.

これからも読者の皆さまの声を大切に,

レジデントノートだからこそ読める,

研修医に必要なことをしっかり押さえた

誌面をお届けしてまいります.

どうぞご期待ください！

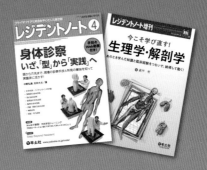

SNS でも情報発信しています！　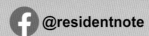 @residentnote　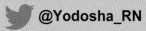 @Yodosha_RN

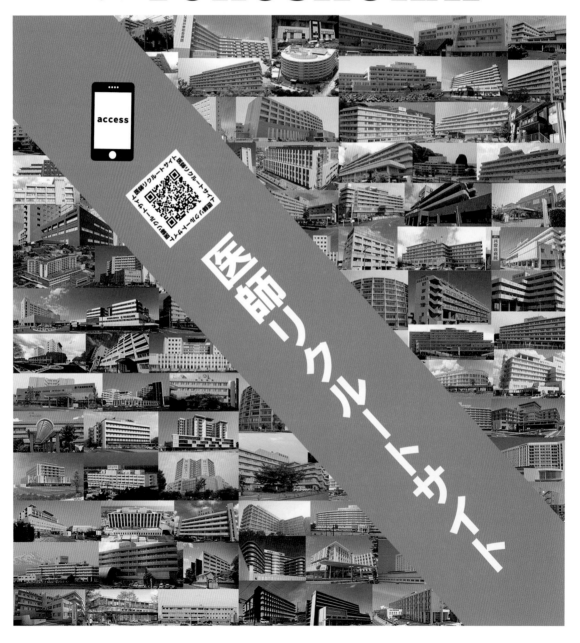

レジデントノート
contents
2023 5
Vol.25-No.3

特集

医師の書類作成 はじめの一歩

診療情報提供書、診断書から院内の記録まで、効率的な“伝わる書類”の書きかた

編集／大塚勇輝，大塚文男（岡山大学病院 総合内科・総合診療科）

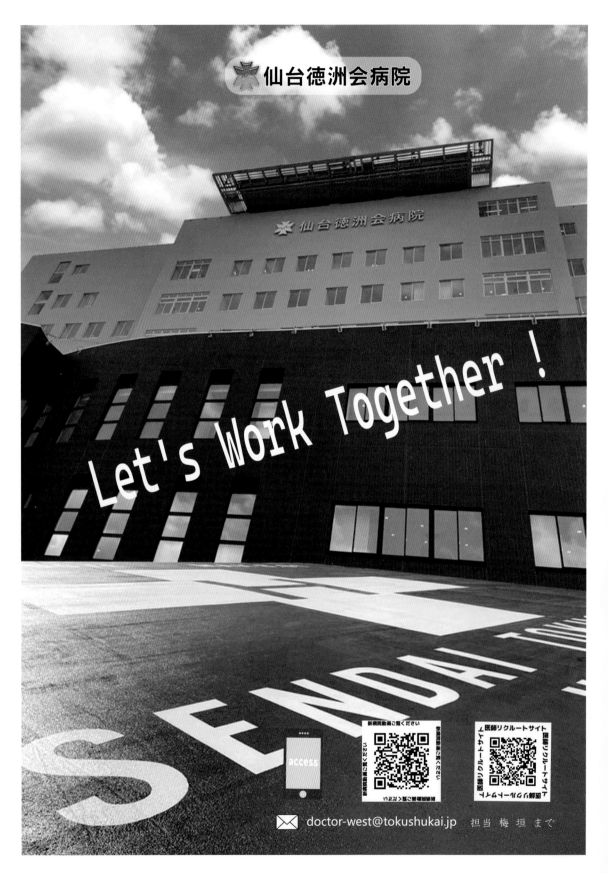

レジデントノート

contents

2023 **5**
Vol.25-No.3

連載

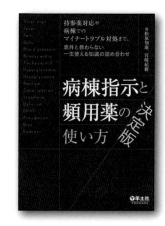

実践！画像診断 Q&A - このサインを見落とすな

▶ 左眼を打撲した10歳代男児

（出題・解説）井上明星

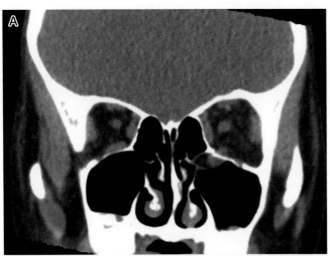

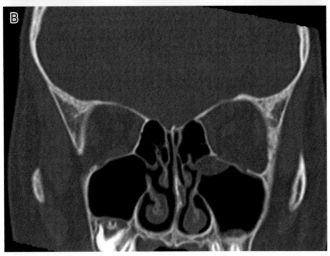

図1　非造影CT
A）軟部条件（冠状断像），B）骨条件（冠状断像）.

病歴

遊んでいる際に左眼を打撲した．嘔気と左眼の痛みを訴えている．
意識清明，脈拍数73回/分，血圧131/61 mmHg，呼吸数13回/分，SpO₂ 100 %.
身体診察で左眼の下転障害を認める．

問題

Q1：CT（図1）で左上顎洞にみられる軟部組織は何か？

Q2：診断は何か？

Q3：行うべき治療は？

本症例はweb上での連続画像の参照を推奨します．

Akitoshi Inoue（滋賀医科大学 放射線医学講座）

web上にて本症例の全スライスが閲覧可能です．

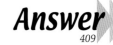

Answer

ある1年目の研修医の診断

骨折は特にないようですが，上顎洞に左右差がみられます．

| 解答 | 眼窩吹き抜け骨折
（orbital blowout fracture） |

A1：下直筋と眼窩内脂肪組織（図1）
A2：眼窩吹き抜け骨折（orbital blowout fracture）
A3：外科的整復

解説　眼窩吹き抜け骨折は眼窩部への鈍的外力により発生し，その機序として直達外力や眼窩内圧の上昇が複合的に関与していると考えられている．好発部位は眼窩壁のなかでも骨が薄く脆弱な部位である．すなわち，内壁に最も多く，次に下壁に多い．骨折部から外眼筋や眼窩内脂肪組織が副鼻腔へ脱出・嵌頓し，さらに瘢痕性癒着を起こすことにより，疼痛に加えて眼球運動障害，複視，眼球陥凹といった症状を呈する．副鼻腔の骨壁も骨折するため鼻出血を高率に伴う．また，迷走神経反射により嘔気・嘔吐を伴うこともある．外科的治療は，眼球運動障害・複視がみられ，画像検査で骨折に加えて，眼窩内内容物の副鼻腔内への脱出を認めた際に選択するとの意見がある[1]．

　小児の骨は柔らかいため長管骨における若木骨折に代表されるように特殊な折れ方をする．ニンジンの折れ方（ポキッと折れる）が成人の骨折，ゴボウの折れ方（ぐにゃっと曲がって折れる）が小児の骨折とイメージするとわかりやすいかもしれない．小児の眼窩壁骨折では，骨折片の転位がほとんどみられず，指摘が難しいことが多い．さらに，骨折部位で副鼻腔内に脱出した外眼筋や眼窩内脂肪織がトラップされ，絞扼に至ることがある．このような骨折は，"white-eyed blowout fracture" と呼ばれ，早期に手術を行わなければ，外眼筋の壊死や瘢痕から後遺症を残すことが知られている[2]．

　救急診療では眼窩吹き抜け骨折が疑われた場合，単純X線写真よりもCTを撮影すべきである．骨折線が軽微なことがあり，骨条件の薄いスライスで3方向から詳細に観察する必要がある．なお，眼窩下孔は眼窩下壁に存在する眼窩下動脈，眼窩下静脈および眼窩下神経の通り道であり，下壁骨折との鑑別を要する．また，眼窩内壁の紙様板が生理的に陥凹していることがあり，内壁骨折と見誤らないことが重要である．骨折線がはっきりしない場合でも副鼻腔内に外眼筋や眼窩内脂肪組織を認めた場合には本疾患を考慮すべきである．

引用文献
1）筑田　眞：眼窩吹き抜け骨折の診断，治療および術後管理．耳鼻咽喉科展望，57：330-337，2014
2）福島淳一：小児の眼窩壁骨折（white-eyed blow out fractureについて）．耳鼻と臨床，54：222-225，2008

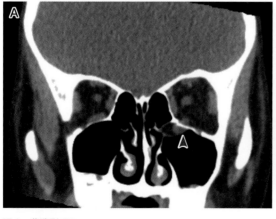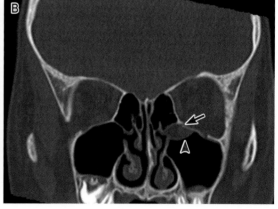

図1　非造影CT
A）軟部条件（冠状断像），B）骨条件（冠状断像）．
左上顎洞に下直筋と考えられる軟部陰影と脂肪組織を認める（A，B：▶）．左眼窩下壁には軽微な骨折がみられる（B：➡）．

咳嗽，体重減少にて救急外来を受診した20歳代女性

（出題・解説）盧　昌聖，西村直樹

WEBで読める！

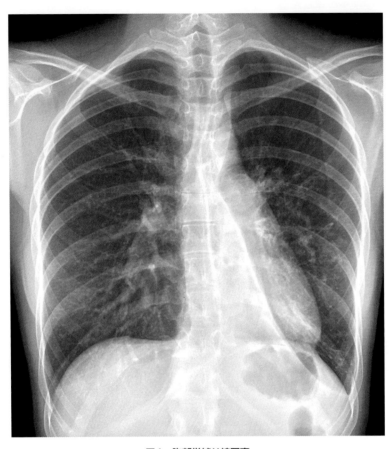

図1　胸部単純X線写真

病歴

症例：20歳代女性．**既往歴**：気管支喘息．来院3カ月前に南アフリカ共和国から来日した．

現病歴：来院半年前から咳嗽があった．来院2週間前に近医で気管支喘息の発作が疑われ，吸入薬を処方されたが，改善なく当院救急外来を受診した．半年で3 kgの体重減少があった．

身体所見：身長162.0 cm，体重49.5 kg，意識清明，体温37.1℃，血圧109/70 mmHg，胸部聴診で左優位に呼気時rhonchiを聴取，心雑音なし，頭頸部リンパ節触知せず，そのほかの身体所見に異常なし．

生活歴：喫煙歴；なし．飲酒；なし．

血液検査：WBC 5,100 /μL（好中球74 %，リンパ球17 %，異型リンパ球0 %），Hb 12.6 g/dL，Plt 26.2万/μL，Alb 4.3 g/dL，AST 16 IU/L，ALT 9 IU/L，LDH 179 IU/L，CK 60 IU/L，BUN 7.9 mg/dL，Cr 0.62 mg/dL，CRP 1.21 mg/dL.

問題

Q1：胸部単純X線写真（図1）の所見は？

Q2：鑑別として何を考え，どのような対応や検査の追加を行うか？

Shosei Ro，Naoki Nishimura（聖路加国際病院 呼吸器センター 呼吸器内科）

Answer

ある1年目の研修医の診断	肺結核，気管支結核
左中肺野の肺門部に血管影だけでは説明できない多数の結節状陰影があるようで，肺炎を疑います．	**解答** A1：左中〜下肺野に粒状影や結節影を認める．心陰影に重なるように三角形の陰影があり下行大動脈の陰影をシルエットアウトしている（シルエットサイン陽性）ので，左下葉の無気肺があると判断される． A2：結核感染を疑い，陰圧室へ隔離する．喀痰検査を行い，感染性を評価する．

解説　左下葉に無気肺が形成され，中〜下肺野に粒状影が認められる．肺結核に無気肺を合併した気管支結核の症例である．

　中枢気管支の閉塞によって生じる各肺葉の閉塞性無気肺は特徴的な画像所見を呈するため，どの部位のものか判定することができる．本症例は，左下葉無気肺の像である（図1）．虚脱した左下葉の肺底区が肺靱帯により横隔膜面に引っ張られるので心陰影に重なるように三角形の陰影を呈する．下行大動脈のシルエットが中下肺野で追えないことから少なくとも左下葉後肺底区（S10）の無気肺は存在し，左横隔膜頂部のシルエットは追えるので前肺底区（S8）の含気は保たれている可能性もある．しかし，胸部CTで確認すると左下葉全体の無気肺であり，左上葉が代償性に過膨張になり横隔膜面に達していることがわかった（図2）．胸部CTで左主気管支の狭小化（図3）と左下葉支入口部以遠の途絶が確認された（図2）．後の結核症の診断と合わせると気管支結核合併の可能性を考える必要がある．胸部CTでは肺野の粒状影は，大小さまざまな大きさを呈し，いわゆるtree-in-bud*の所見があることから気道散布性の細気管支炎であることがわかる．一部は小結節ほどの大きさがあり，肺結核に特徴的な所見である（図2，3）．肺結核を疑った場合，患者を陰圧室に隔離し，喀痰検査を行って，感染性を評価する必要がある．

　気管支結核は，排菌陽性結核のうち2.3％に合併するという報告があるが，結核の標準治療が普及する以前はさらに高かった．若年女性に多く，左主気管支や気管を好発部位とし，喘鳴を聴取することから，気管支喘息と誤診されることがある[1]．高い排菌陽性率を呈するため，早期の認識と感染対策が必要である．気道狭窄は持続的な肺葉虚脱を招き，無気肺を形成する．リンパ節腫大による圧排性無気肺と異なり，気管支結核では治療後も気道狭窄が残存することが多いが，気道狭窄に対する有効な治療は確立していない[2]．

　本症例は，結核高負荷国から来た若年外国人女性の気管支結核であり，気管支喘息と誤診されるという典型的なDoctor's delayの病歴を呈した．喀痰検査で抗酸菌塗抹1＋（ガフキー2号）となり，後に培養同定で結核症の確定診断となった．結核の標準治療法を導入したところ，無気肺は一部残存したが，諸症状は消失した（図4）．

*tree-in-bud：細気管支の走行に沿ったCT画像では細気管支病変が細気管支の分岐に合わせてY字型に見え，その先端の肺小葉中心の粒状影があたかも木の芽のように見えることから名づけられ，細気管支病変を示唆する所見とされる．

引用文献
1）田村厚久，他：気管支結核の現状―103例の解析―．結核，82：647-654，2007
2）Shahzad T & Irfan M：Endobronchial tuberculosis-a review. J Thorac Dis, 8：3797-3802, 2016（PMID：28149579）

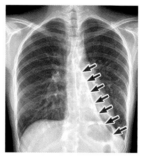

図1　胸部単純X線写真
→：無気肺のライン．

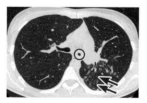

図3　胸部CT
○：気管分岐部．左主気管支は右に比べて狭小化している．
→：粒状影とtree-in-bud所見がみられる．

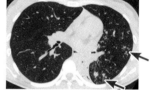

図2　胸部CT（両側下葉支入口部レベル）
左下葉支は途絶のため同定できず左下葉は無気肺である．
→：粒状影〜小結節影と細気管支炎を示唆するtree-in-bud所見が混在している．

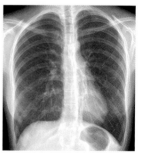

図4　胸部単純X線写真（治療後）
治療後，無気肺はほぼ改善したが内腔は不整で末梢に虚脱肺が残存し索状影を残している．

本コーナーはオンラインでもご覧いただけます：www.yodosha.co.jp/rnote/gazou_qa/index.html

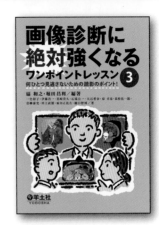

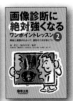

信頼されて25年

レジデントノートは 2023年も研修医に寄りそいます！

レジデントノートは 年間定期購読 がオススメ

レジデントノート定期購読 2大特典

特典1

通常号がブラウザでいつでも読める

WEB版サービス をご利用いただけます

- ● スマートフォンやタブレットがあればレジデントノート通常号がいつでもどこでも読める！
- ● 自宅で冊子、職場はWEB版と使い分けが可能！
- ● 便利な検索機能で目的の記事がすぐ見つかる！

※ご利用は原則ご契約いただいた羊土社会員の個人の方に限ります

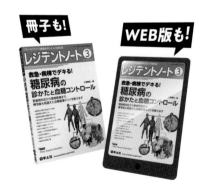

冊子も！
WEB版も！

特典2

新規申込みで

オリジナルペンライト をプレゼント

※デザイン・色は変更になる可能性がございます

2023年 **期間限定**
2月1日〜7月31日まで

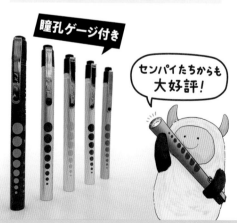

瞳孔ゲージ付き

センパイたちからも
大好評！

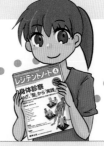
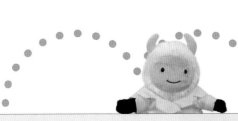
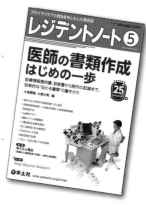
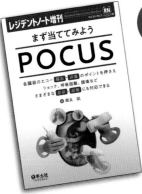

レジデントノート増刊

1つのテーマをより広くより深く

□ 定価 5,170円
（本体4,700円+税10%）　　□ 年6冊発行　　□ B5判

レジデントノート Vol.25 No.2　増刊（2023年3月発行）

まず当ててみよう POCUS

新刊

各臓器のエコー描出・評価のポイントを押さえ
ショック、呼吸困難、腹痛など
さまざまな症状・症候にも対応できる

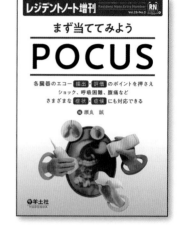

編集／瀬良　誠

□ 240頁　□ ISBN 978-4-7581-1696-1

- 臓器・疾患・症候ごとのPOCUSの使い方をプローブの走査から解説
- エコー画像や走査中の手元の画像を豊富に掲載！描出・評価のポイントがばっちりわかる
- うまく描出できなかったときの対処法やエコーガイド下手技までカバー

本書の内容

次号 2023年5月発行予定

新版　入院患者管理パーフェクト

～病棟診療の勘所　受け持ちのその日から退院までフォローする36項目　編集／石丸裕康, 官澤洋平

発行　羊土社 YODOSHA
〒101-0052　東京都千代田区神田小川町2-5-1　TEL 03(5282)1211　FAX 03(5282)1212
E-mail：eigyo@yodosha.co.jp
URL：www.yodosha.co.jp/

ご注文は最寄りの書店, または小社営業部まで

医師の書類作成
はじめの一歩

診療情報提供書、診断書から院内の記録まで、効率的な"伝わる書類"の書きかた

特集にあたって
文書作成スキルは医師に必要な能力

大塚勇輝

　私は医師としての「はじめの一歩」である初期臨床研修を大学病院で研修したから特にかもしれませんが，研修医になったばかりの4月か5月の頃から「医師という職業は文筆業なのではないか」と感じていました．例えば，病棟に患者さんが入院するとなれば，入院診療計画書や入院時サマリを記載し，毎日イベントがあるたびに電子カルテへの記録を行い，病状説明や実施した手技・手術などもそれぞれすべて記録に残して，退院時には診療情報提供書や退院時要約を作成して，学会や論文での症例報告の際にもまた作文を行う…．周囲の先生方を見ていても，診察や手技に充てる時間よりもともすると電子カルテへのタイピング時間の方が医師の仕事時間の多くを占めている気がしていました．一方で，死亡診断書に代表される各種診断書や介護保険の主治医意見書など医師しか記載することができない，言い方を変えると，「医師が記載・発行するということそのものに意義がある」文書・書類も多数存在することを実感しました．こうしたことを踏まえて，（もしかするとそれが本質ではないにせよ）適切にそうした文書を作成できることは医師に必要な能力の1つに違いないと考え，それを習熟させることを意識して研修し今に至ります．

　年次が進み，後輩や研修医の先生方の作成した文書類の添削・指導をすることも増えました．若手指導医として再考してみると，こうした各種文書の作成ができることは，医師が他者と良好なコミュニケーションをとり，そして他者からの信頼を得るうえで非常に重要であると再認識しているところです．けれども自身の経験を振り返ってみると，体系的に文書の書き方について学ぶ機会は意外にもほとんどなく，その作法やテンプレートの類いは研修のなかで経験知として独学的に習得していくよりほかはないため，研修修了時点での習熟度には個人差が大きくなるように思います．

　そこで本号では，「いつかまとめてほしい」と言われていた「医師の書類作成」について若手の視点で特集しました．私自身が学生から現在に至るまでの間にご指導をいただいた先生方に各稿の執筆をいただいております．天野先生らの3部作を読めば，診療情報提供書（p.425，p.432）・院内紹介状（p.438）の構成や文面で悩むことはないでしょう．入院

時サマリ（p.444）と退院サマリ（p.452）については，森川先生と小田先生が，それぞれ収集するべき情報と病歴要約への応用へという視点で対比的にまとめてくださっています．研修中に1度は書くことになるであろう，そして研修が修了すれば当然のスキルとして記載を求められる介護保険主治医意見書（p.461）と死亡診断書（死体検案書）（p.473）については，それぞれ曽我先生らと宮石先生らにお願いしました．まとまった情報が少ないにもかかわらず記載頻度の多い手技の記録（p.481）と病状説明の記録（p.485）については，橋本先生らと志水先生らにご執筆をいただいています．また徳増先生，原田先生に，処方箋に関する知識（p.490）と学会発表向けのまとめ方（p.492）についてそれぞれコラムを書いていただいています．

　私の指導教授でもある大塚文男先生にも，かつて研修医・若手医師だった頃を思い出していただきながら，共同編集をいただきました．平成から令和にかけての時代の変化をつなぐことができる内容に仕上がっております．医師としても社会人としても「一歩」を踏みだした1年目の先生，ひと通りのローテーションを終えていろいろなことに疑問をもちはじめた2年目の先生，また，それらを指導する3年目以上の若手指導医の先生方だけでなく，ベテランの先生方にもお役立ていただければと思います．初期研修を修了して独り立ちしたときの礎になるような知識とマインドをお届けできれば幸いです．

Profile

大塚勇輝（Yuki Otsuka）
岡山大学病院 総合内科・総合診療科 助教
岡山大学を卒業後，同大学病院で初期研修．総合診療医としての研鑽を積みながら大学院にも進学し博士号を取得．2022年より現職として診療・研究・教育に取り組んでいる．

電子カルテ時代の診療記録への心構え

大塚勇輝，大塚文男

1 カルテ・診療記録の存在意義と必要な3要素

カルテが何のために存在するか考えたことがあるでしょうか？

あまりにもわれわれにとって馴染みある存在であり，日常のなかでは考える機会がないかと思います．狭義では「診療録」のことを指し，医師が診療をしたときに遅滞なく記録することが医師法第24条で求められている文書のことです．一方，広義では，その他の診療にまつわる諸々の医療文書も含んだ概念である「診療記録」のことを指すこともあります．診療情報の記録指針2021（日本診療情報管理学会）でも原則として掲げられている「① 記録」と「② 情報共有」を本質として[1]，「③ 整理」を加えた3つがカルテ・診療記録の存在意義なのではないかと私は考えています．そしてこれは全くの私感ですが，「正確性」，「明瞭性」，「即時性」の3つがカルテの本質を達成するうえで重要な要素と考えています（表）．

2 SOAP形式におけるカルテの「正確性」ともつべきマインド

卒前教育でも皆さんが習ったであろう最も一般的なカルテ記載法が，「SOAP形式」かと思いますのでそれに沿って，われわれがカルテ記載において大事にするべきマインドを正確性という観点から少し紹介します．

表 著者が考えるカルテの3つの存在意義と必要な3要素

存在意義	要素
記録	正確性
情報共有	明瞭性
整理	即時性

> **⚡ SOAP形式**
>
> 　1960年代に米国で開発された, 患者さんの問題点を抽出し, S (subjective): 主観的情報, O (objective): 客観的情報, A (assessment): 評価, P (plan): 計画 (治療) の4項目に沿って記載していく形式のこと[2].

　S (subjective) を正確に記載するためには, 患者さんに直接向き合って訴えを引き出すのが重要です. 決して, 他者から聞いた, あるいは, カルテに書かれてある情報を鵜呑みにしそれを自身のカルテとして転記 (コピー&ペースト) してはいけません. 当然のことのように聞こえるかもしれませんが, 年次が上がり忙しくなると意外と疎かになってしまう点でもあります. 若手医師が唯一上級医に情報量で勝ることができうるのがSの部分でもあり, われわれは問診力を鍛える必要があります. いろいろな業務のために研修医の方が忙しい施設もあるかとは思いますが, おそらく1人の患者さんに対して長い時間を相対的に割くことができるのが若手医師であり, その特権を活かして患者さんとの信頼関係を築く努力をしましょう. そうすることでより多くの正確な情報をSに記載することができるでしょう.

　一方, O (objective) は「バイタルサイン, 診察所見, 検査結果」などの客観的情報に該当します. 時間が限られるときはやむをえないときもありますが, ほかの先生の診察所見や, 放射線・病理などの検査レポートをそのままカルテへ**コピー&ペーストすることはできるだけ避ける**のがよいでしょう. カルテからはさまざまな情報を入手することはできますが, 実際に自分でベッドサイドに行き身体所見をとること, 元画像を見て読影をしてみることが, トレーニングになるでしょう. 上級医が行っていなかったとしても疎かにしないことが大事です.

　A (assessment), P (plan) でもコピー&ペーストをしないことが何より重要です. なかなか若手のうちは上級医・指導医を上回る内容の記述を行うことは難しいものですが, 研修医なりの視点が患者さんを助けることもありますので, **何か自分なりの考えを自分の言葉で記載する**ようにしましょう. それらしい内容を記載しようとすると必然的にその症候の鑑別だとか, 疾患の治療法や予後などについて調べることになり, 結果として自身の医学的知識も増やすことができます. 上級医に相談する, カンファレンスで相談をする, などという表現もまた立派なプランです.

3 「明瞭性」と「即時性」にみる電子カルテの特徴

　ここで1つ紙カルテと電子カルテの違いを意識してもらいたいと思います. 皆さんの勤務される臨床研修病院のほとんどは電子カルテが導入されているのではないかと思いますが, 地域研修先などで手書きの医療文書に触れたことはあるでしょう. 現代の若手医師は digital native といいますか, 電子カルテを基本として教育を受けていますが, 昭和から平成にかけて育った現役医師の多くが紙カルテを基本としています. 令和時代に入ってから

行われた調査でも中小規模病院や診療所への電子カルテ普及率はまだそれぞれ5割前後に留まっており，研修終了後に皆さんが勤務する医療機関ではまだまだ紙カルテが現役のところも多いはずです．そうすると紙カルテと電子カルテの違いや特徴，そして世代によって異なる医師のカルテへの認識をわれわれは少し意識しておく必要があります（図1）．

● カルテの「明瞭性」

厚生労働省ガイドラインによって電子カルテには必要な3原則が定められています（図2）[3]．紙カルテ時代の「達筆すぎて（？）読めない」という問題は電子カルテ化によって，カルテの「見読性」の1つとしても解決しました．一方で，電子カルテ特有の問題もあります．タイピングによって手書きよりも多くの文字を入力できるようになり，また，先ほども述べたコピー＆ペーストも容易に可能となったことで，長文すぎて重要な点がわかりにくい記事や，毎日同じ内容のくり返しで変化点がわかりにくい記事が生まれることとなりました．日々内容の取捨選択を行い，適宜改行・分割や，必要に応じた色付き文字や太字・下線などの機能も利用して，他者にとって読みやすいカルテをめざす必要があります．

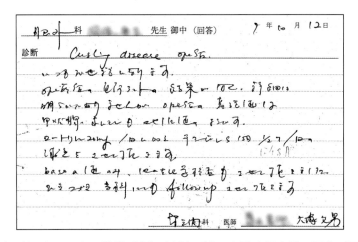

図1 当時医師4年目である著者〔大塚（文）〕が書いた院内紹介状の返事（平成7年）
令和時代の研修医には想像ができないだろうが，平成初期までは大学病院でも紙カルテが運用されていた．今でも紙カルテが現役の病院は多い．

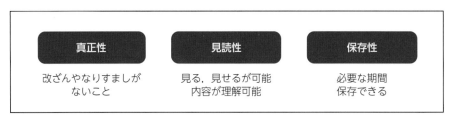

図2 電子カルテの3原則
1999年に電子カルテ化を進めたい政府によってカルテの電子保存に関する通達が発出され，そこで触れられたのがこの3要件だった．現在の「医療情報システムの安全管理に関するガイドライン第5.2版（令和4年3月）」まで引き継がれている[3]．

　加えて，カルテが医師以外も含めた医療者への情報共有ツールであることを意識するなら，その内容も理解できるものにする必要があります．かつては多用されていたドイツ語や英語での記載を見かけることは電子カルテ時代には減ってきたものの，診療科や病院独自の略語や略称を用いている局面は現在でもよくあると思います．専門用語や略称を完全に避けると逆に理解しにくいこともありますが，**誰が読んでも正しく理解できる内容にする必要があります．**個人的には，臨床実習中の student doctor が理解可能なレベルが，1つの目安かと考えています．

●カルテの「即時性」

　電子カルテのもう1つの特徴は，複数箇所から，複数の医療者が，同時にアクセスできるということです．われわれは患者さんを目の前にせずとも病歴・病状や検査結果を閲覧することができますし，誰かが入力してくれていたらその日のバイタルサインや訴えすらもリアルタイムで把握することができます．一方で，主治医の診療行為と指示がチーム医療の中心にあることを考えると，他職種やほかの医師は主治医のカルテをみて動きます．とすると，われわれはほかの**医療職へのメッセージツールとして電子カルテを利用し，司令塔として機能させる必要があります．**特に動きがあるような病棟患者さんのカルテについては，まず朝いちばんに大きな流れを記載し，その後の日中もこまめに（SNS的に，しかし真摯に）随時更新するというのも一手と考えています．しかしながら，カルテは公文書に準ずる書類であり，患者さんからの要求でカルテ開示に応じる場面もありますので，医療サイドとしての重要性のみならず，多職種の医療者や，医療を受ける側の視点も常に意識しておくことが重要です．

4　研修医・若手がカルテをどう活かすか

　医師が作成すべき文書は多いですし，カルテ作業を"業務"と捉えるとそれは苦痛でしかありません．電子カルテ化によって，紙カルテ時代よりもより多くの時間を医師は医療文書作成に費やしていると報告され[4]，医療文書作成にあてる時間外労働時間が長いほどバーンアウトにもつながるといわれています[5]．苦痛を軽減するためには，少しでも効率的に作業して「カルテ残業」を減らすとともに，何らかの自分なりの意味付けをこの事務作業に設けることも重要と思います．

　先述した記録と情報共有以外に，実は「整理」という側面もカルテはもち合わせていると思っています．カルテ記事やサマリを正確かつ明瞭に書こうとすると，患者さんが複雑な病態であればあるほど，診療情報を漏らさずに収集し，教科書での学習や文献検索も自ずと行うことになります．そうして得られた情報をカルテにまとめる作業を通じて情報が整理され，新たな気づきを得て個々の診療に活かせられることがあります．また**自身の診療を振り返り整理する1つのツールとする**ことで，さらなる成長にもつなげられるでしょう．

　また，カルテに対して真摯に取り組んでいる姿勢は，必ずや指導医を含む周囲からの評

価につながるでしょう．また例えば，しっかりしたカルテ記載をみれば，たとえ直接の面識がなくてもその先生を信頼・信用できると感じたことは皆さんもあると思いますが，カルテの記載内容で，その医師の臨床能力はある程度評価されうるものなのではないかと考えています．そうすると**カルテは，その読者への自己アピールのツール**として用いることができるのではないでしょうか．

　一方で，医療訴訟に陥った場合，裁判におけるカルテ・診療記録の証拠としての信用性は非常に高いといえます．カルテは患者さんを助ける重要な存在であるのみならず，**医療者にとっても医療者を守る**重要な存在といえます．医師法では，患者診療後に遅滞なく経過を記録する義務と，診療の完結から最低5年間の保存義務も定められています．改ざん防止など文書のセキュリティ性と作成責任の明確化を含む，カルテの「真正性」といった重要な観点にも意識して（**図2**），たとえ忙しい日々の診療のなかでも，真摯にカルテに向かうことが大切です．

まとめ

　カルテの存在意義と必要な要素に触れながら，研修医・若手医師がもっておくべきマインドについてまとめました．この後のページで各先生方が解説くださった医療文書の執筆方法の各論と併せて，それらに共通した総論的な概念として考えていただくことで，医師として大きなはじめの一歩を踏み出し，今後の成長につなげてもらいたいと思います．

文　献

1）日本診療情報管理学会：診療情報の記録指針2021．2021
　　https://jhim-e.com/pdf/data2021/recording_guide2021.pdf
2）Weed LL：Medical records that guide and teach. N Engl J Med, 278：593-600, 1968（PMID：5637758）
3）厚生労働省：医療情報システムの安全管理に関するガイドライン 第5.2版．2022
　　https://www.mhlw.go.jp/stf/shingi/0000516275_00002.html
4）Gaffney A, et al：Medical Documentation Burden Among US Office-Based Physicians in 2019：A National Study. JAMA Intern Med, 182：564-566, 2022（PMID：35344006）
5）Peccoralo LA, et al：The impact of time spent on the electronic health record after work and of clerical work on burnout among clinical faculty. J Am Med Inform Assoc, 28：938-947, 2021（PMID：33550392）

Profile

大塚勇輝（Yuki Otsuka）

岡山大学病院 総合内科・総合診療科 助教　詳細はp.419参照．

大塚文男（Fumio Otsuka）

岡山大学病院 総合内科・総合診療科長／教授
福岡県北九州市小倉生まれ．1992年岡山大学医学部卒業後，呉共済病院にて内科研修．1998年岡山大学大学院修了後，約3年間米国UCSD医学部留学．2012年より岡山大学大学院医歯学総合研究科総合内科学教授．2015年より検査部長・輸血部長・超音波診断センター長併任，2017年より岡山大学病院副病院長．臨床・教育面では，内科・内分泌代謝・甲状腺・リウマチ専門医をもち，総合内科・総合診療・プライマリケアの指導医として本院の内科専門医・総合診療専門医の研修責任者としてプログラムを牽引．現在は，コロナ後遺症やワクチン副反応外来を設置し，診療・研究を指揮している．モットーは「ともに歩み，ともに創り，人を育てる教室を目指して」．

診療情報提供書：
①救急外来編

天野雅之

①ERでの紹介状は「暫定診断」に関する情報を丁寧に記載しよう

②紹介相手にとって重要な情報を盛り込みつつ，最終判断は相手に任せよう

③テンプレートを事前に作成しておき，短時間で書き上げよう

はじめに

　　　救急外来でのさまざまな手技の華やかさに比べ，紹介状作成は"地味"な仕事に感じられるかもしれません．しかし，ハイクオリティな紹介状を短時間で作成できると，上級医／指導医からの信頼は爆上がりです！重要なスキルなのに，なかなか教わる機会の少ない「紹介状の書き方」をキャリアの早いうちに身につけ，最高にカッコいいドクターをめざしましょう．

1 「救急外来で書く紹介状」に共通する項目とは？

1）何を書くか

　　　救急外来で書く紹介状は下記の3点を盛り込むとスマートに記載できます．

❶ 暫定診断に至った経緯

❷ 暫定診断の分類・重症度・合併症

❸ 暫定診断への対応内容

❶ 暫定診断に至った経緯

まずは病歴，身体所見，バイタルサイン，検査所見など，判断の根拠となる事実を簡潔に記載しましょう．そして，それらの情報をどのようにアセスメントしてその診断に至ったか，考え方の筋道を記しておきましょう．加えて，救急外来の1回の受診だけでは"まだ判明していないこと"も残されているでしょう．こういった"不確実性"を無視せず，診療情報提供書を通して引継ぎ先と"共有"しておくことで，患者安全に配慮した医療連携となります．

❷ 暫定診断の分類・重症度・合併症

患者が紹介先に到着するまでには時間を要します．救急外来の時点での状態を記載しておくと，紹介先の到着時点の状態との比較によって"病勢"を把握することができます．救急外来で判明している情報に基づき，その時点での各疾患の「分類・重症度・合併症の有無」などを記載しておきましょう．

❸ 暫定診断への処置内容

紹介前の処置内容は，「紹介先に到着時点の患者の状態」に影響を与えます．特に，抗菌薬投与，鎮痛薬投与，輸液・輸血などは患者の病像に大きく影響します．「使用した製品名，投与開始時間，投与量」も含め正確に記載しておきましょう．

2）どう書くか

患者の状態は経時的に変化します．"紹介元の出発時点"と"紹介先の到着時点"では，患者の状態が大きく異なることも多々あります．紹介元医師として実施してほしい治療内容は記載したほうがよいとは思いますが，「入院するかどうか，検査を実施するかどうか，手術するかどうか」などを含む"治療方針の最終判断"は紹介先で行われます．引継ぎ後の医師がフレキシブルに動けるよう，「●●をお願いします」ではなく，「患者の状態に応じて●●も積極的にご検討いただけましたら幸いです」などの表現を採用し，判断の余地を残しておきましょう．

同時に，患者・家族に対する病状説明も「紹介先では手術が行われます」ではなく，「現時点では手術を想定していますが，最終判断は向こうの先生とよくご相談ください」と言って送りだすことが重要です．「本人の疾患への理解度」や「医療機関への期待度」が，引継ぎ後の"診療のしやすさ"を大きく左右します．本人や支援者に対してどのように説明したか，そしてどのような反応であったかも共有しておくことで，紹介先での無用なトラブルを避け，紹介先の医師の能力を最大限に引き出すことができます．

2 救急外来から高次医療機関へ転送する場合 (図1)

症例1

2時間前に急性発症した左胸背部痛を訴える78歳の男性が，あなたの勤務する市中病院のER を受診した．Stanford B型の大動脈解離と判明し，心臓血管外科のある大学病院への転院が決まった．

1) 記載したい項目

❶ 緊急転院の場合に書くべき内容

緊急転院の根拠となる，"緊急性の高さを示すエピソード"を記載しましょう．特にバイタルサインや，具体的な診断名は忘れずに記載しましょう．まだ結果の出ていないすべての検査結果が判明するまえに転送になるケースもあるでしょうし，血液培養や外注検査など，そもそも時間がかかる検査を提出するケースもあるでしょう．それらの結果をどのように共有するかの方法も明記しておきましょう（「結果が判明しだい，追加でFAXさせていただきます」，など）．

❷ 緊急手術の可能性が高い場合に書くべき内容

原疾患に関する情報に加えて"手術に影響しそうな情報"を併記しておくとよいでしょう．具体的には「最終摂食時間と食事内容」「もともとの心肺機能」「抗血栓薬・抗凝固薬・ステロイドなど周術期に関連しそうな薬剤の有無」などが重要です．

2) どう書くか

● 短時間で書き上げるための時短方法

緊急の転院搬送は時間との勝負です．病院出発時までに紹介状を完成させる必要がありますが，ときには「受け入れ判断」の時点で紹介状を求められる場合もあります．転送の可能性が浮上した段階で作成をはじめておき，できるだけ短時間で書き上げましょう．具体的な時短の方法を2つ紹介します．

① カルテのコピー＆ペースト機能，印刷機能

すでに電子カルテに打ち込まれている情報を活用しましょう．現病歴や既往歴はコピー＆ペーストで情報をかき集めてから，紹介状の誌面上で短く編集し，最後に全体の流れを整えます．コピー＆ペーストの際にはテキストのフォントを揃えておくと読みやすくなります．時間がなければ処方薬などは電子カルテ画面を印刷して同封すれば十分です．

② テンプレート，フォーマットでシンプルに

文書の構成（どこに何を書くか）で迷っている時間はありません．電子カルテ上で「典型的な文書フォーマット」を事前につくっておき，"穴埋め方式"で仕上がるようにしておきましょう．できるだけ一文を短く，全体としても1枚に収まる長さが理想です．読み手の気持ちになって考えても，一分一秒を争う状況では簡潔な紹介状の方が読みやすいので好ましいでしょう．

令和5年●月●日

●●大学附属病院
心臓血管外科　ご担当先生侍史

南奈良総合医療センター　総合診療科
●●●●/天野雅之　印

患者情報　○○○○ 様　78歳　男性　住所○○○○○○○　電話0000-00-0000

病名　#1 大動脈解離（Stanford B型）　#2 陳旧性脳梗塞（バイアスピリン服用中）　#3 高血圧

　平素よりお世話になり誠にありがとうございます。さきほどお電話でご相談させていただいた患者です。大動脈解離に対する加療をお願いしたく御紹介いたします。

2023年●月●日、普段通りに起床し庭仕事をしていたところ、朝8時頃に左胸背部痛が突然発症しました。改善しないため●時に当院をはじめて受診されました。

来院時は血圧180/80 mmHg（左右差なし）、脈拍数80回/分、SpO_2 97％（室内気）、呼吸数22回/分。診察では背部痛以外の所見に乏しく、心電図変化・心筋逸脱酵素上昇や腎機能異常はありませんでした。造影CTで左鎖骨下動脈の5 cm下方から左総腸骨動脈にいたる偽腔開存型の大動脈解離（Stanford B型）がありました。画像撮影時点では腸管や腎臓の虚血はありませんが、出発直前に軽度の左下腹部痛の訴えがあり、血管痛か臓器痛かは峻別できておりません。当院での診療内容は以下のとおりです。

処置：09時30分　左前腕18 G、生理食塩水500 mL（1本目。キープ程度で滴下中）
治療：09時45分　鎮痛薬●●を●mg使用（10分後、症状軽減）
検査：10時10分　造影CT検査（CD-R同封）

　ご本人に「血管が裂けている。手術やカテーテル治療が必要となる可能性が高く、専門病院での精査加療が必要」と説明したところ、貴院での加療を希望されました。もともとADLも保たれた元気な方とのことです。状態に応じて外科的介入も含めた積極的加療をご検討いただけましたら幸いです。

その他、聴取した情報は備考欄のとおりです。
お忙しいところ恐れ入りますが、御高診のほど何卒よろしくお願いいたします。

備考
家族：妻と2人暮らし。遠方に息子。妻は救急車に同乗。
喫煙：22歳〜30本/日、飲酒：ビール500 mL/日。アレルギー：指摘なし。
既往と内服：陳旧性脳梗塞と高血圧で△△診療所 内科に通院中
　バイアスピリン100 mg　1回1錠、●●　●mg　1回1錠、●●　●mg　1回1錠　朝食後

図1　診療情報提供書の例（高次医療機関へ転送する場合）

3) 配慮したいポイント:治療方針の最終判断は相手に任せよう

■で述べたことの再掲ですが,例えば今回のケースでも,血管の裂け方に合わせて「保存的加療,ステント留置,緊急手術」などさまざまなパターンがありえます.その最終判断は転院先の専門医が行うことになるでしょう.診療方針が紹介状作成時点ですでに決まっているかのような「入院をお願いします」「手術をお願いします」などの表現は避けておきましょう.

3 帰宅していただき日中の外来へ紹介する場合 (図2)

症例2

2日前から徐々に増悪する左胸背部痛を訴える78歳の男性.あなたの勤務する市中病院の救急外来を受診した.外傷性の肋骨骨折と判明し,自宅近くの整形外科を翌日に受診する方針となった.

1) 記載したい項目:各疾患のマネジメントにおいて「キー」となる情報を記載する

相手が疑問に思いそうなことは忘れずに明記しましょう.例えば今回のケースでは,「分類・重症度・合併症の有無」といった肋骨骨折自体の情報に加えて,「なぜ転倒したか」という部分が気になるはずです.普段の救急外来診療で上級医から言われているであろう「気をつけるべきポイント」「注意すべきポイント」「ピットフォール」を思い出しながら,しっかり記載しましょう.

2) 配慮したいポイント:相手の医療環境を確認しよう

各医療施設で医療設備は大きく異なります.例えば「ホルター心電図の実施をお願いします」という依頼は一般の診療所にはハードルが高いですし,院内採用薬で対応している診療所や療養病院にとっては特定の新薬の導入は難しい場合もあります.CTでのフォローが難しくても,エコーなら実施できるという施設もあるでしょう.**特定の治療薬や特殊な医療機器を用いたフォローが必要な場合,紹介先と電話で事前に調整を行い,役割分担を行ってから紹介状を記載しましょう.**

令和5年●月●日

●●整形クリニック
●● ●●院長先生侍史

南奈良総合医療センター　総合診療科
●●●●/天野雅之　印

患者情報　○○○○様　78歳　男性　住所○○○○○○○　電話0000-00-0000

病名　#1 左肋骨骨折　#2 陳旧性脳梗塞（バイアスピリン服用中）　#3 高血圧

　平素よりお世話になり誠にありがとうございます。
肋骨骨折に対する継続加療をお願いしたく御紹介いたします。

2023年●月●日、庭仕事中に足を滑らせて転倒し、縁側で左胸部を打撲されました。
以後、鈍痛が持続するため●月●日に初診で当院の救急外来を受診されました。

来院時バイタルに問題はなく、転倒前後に記憶欠損や頭痛、胸痛、動悸はありませんでした。
左側胸部にわずかな打撲痕があり、第5、6肋骨に圧痛と介達痛がありました。
胸部CTでは第6肋骨で明瞭な骨折線がありエコーでは第5、6肋骨で骨皮質が断絶していました。
これらより、2本の肋骨骨折と判断しました。

幸い臓器障害はなく、画像上も周囲の血種もなく、内科疾患も除外できている状況でしたので、
バストバンドでの保存的加療を行いました。
今後の継続加療については、自宅に近い貴院への通院を希望されています。

お忙しいところ恐れ入りますが、御高診のほど何卒よろしくお願いいたします。

備考
【当院からの処方】
　○○○　100 mg　1回1錠　1日2回　朝・夕食後　5日分
【既往と内服】
　陳旧性脳梗塞と高血圧で△△診療所 内科に通院中
　バイアスピリン100 mg　1回1錠、●●　●mg　1回1錠、●●　●mg　1回1錠　朝食後

図2 診療情報提供書の例（日中の外来へ紹介する場合）

おわりに

　いかがでしたか？ 本稿が皆さんの時短に，そして患者さんのケアの質向上につながれば大変幸甚です．

引用文献

1）天野雅之："コミュ力"増強！「医療文書」書きカタログ（第1回）5分で書けて，1分で読める！病院ERへの緊急紹介状．総合診療，30：744-749，2020
2）天野雅之："コミュ力"増強！「医療文書」書きカタログ（第4回）専門医への電話コンサルテーション 快く診察に足を運んでもらうには？総合診療，30：1108-1112，2020

文献：もっと学びたい人のために

1）「病状説明 ケースで学ぶハートとスキル」（天野雅之／著），医学書院，2020
　↑よい病状説明があって，はじめてよい医療文書が書けます．病状説明方法を体系的に学びたい方，指導したい方に向けて書いた入門書です．
2）天野雅之："コミュ力"増強！「医療文書」書きカタログ．医学書院，2020-2022（『総合診療』にて連載）
　↑医療文書やコンサルテーションのさまざまな場面において，前準備のしかたや戦略の立て方を解説し，文書例を提示しています．連載は終了していますが，近々単行本化予定です．

Profile

天野雅之（Masayuki Amano）

南奈良総合医療センター 総合診療科医長／教育研修センター 副センター長
家庭医療専門医，指導医．病院総合診療特任指導医．経営学修士（国際認証MBA）．
「経営学×総合診療」の観点から，臨床現場における「未来の共創方法」のデザインを行っている．

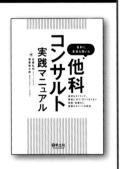

診療情報提供書：②病棟退院時編

天野雅之

① 退院時の紹介状は「入院経過」と「今後の治療計画」を丁寧に記載しよう

② かかりつけ医への復帰時期の見込みを伝えよう

③ テンプレートを事前に作成し，後回しにせず書き上げよう

はじめに

　　病棟研修で避けて通れないのが「紹介状作成」でしょう．なかなかうまく書けず，指導医から書き直しを指示された経験のある方も多いのではないでしょうか．ある部分からは"書き手の好み"も加わってきますが，基本ルールを意識すれば，上級医からも読み手からも合格点をもらえる紹介状を短時間で書き上げることができます．後回しにしがちな紹介状作成をラクに仕上げる方法を本稿でご紹介いたします．

1 退院時の紹介状に共通する項目とは？

1）何を書くか

　　退院時の紹介状では下記の3点を盛り込むとスマートに記載できます．

❶ 退院時診断と，各プロブレムの入院中の経過

❷ もともとかかりつけ医が診療していた疾患の加療状況

❸ 疑問点が生じた場合の問い合わせ先

❶ 退院時診断と入院経過

　かかりつけ診療所の主治医の多くは「入院時診断」は知っています．紹介患者であれば救急外来の診療医が返書を作成しているはずですし，救急搬送で直接来院した患者でも入院主治医から診療所主治医に「診療情報提供依頼」が行われているケースが多いでしょう．しかし，"診断の不確実性"のため入院時と退院時で診断が変わることはよく経験されますし，より大きなプロブレムが入院中に生じたり判明したりするケースも多々あります．**退院時点でのプロブレムを明記しつつ，重要なプロブレムについては経過を含む詳細情報を記載**しましょう．

❷ 併存症の加療状況

　入院の原因となった急性期疾患の影響や，入院に伴う生活リズム変化により，日常的に使用している内服薬の調整・変更が必要になるケースが多く経験されます．普段はかかりつけ診療所で管理されている各慢性疾患が，入院に伴う種々の影響の結果どのように変化したか，その結果として常用薬剤にどのような変化が必要であったかを明記しましょう．

❸ 問い合わせ先

　文字だけでは伝わりにくいニュアンスや，実際に患者を診察して生じた疑問点など，診療を引き継ぐ側に"後から確認したいこと"が生じるケースが多々あります．コミュニケーションは患者安全を守るために必要不可欠ですが，施設をまたぐ問い合わせには「心理的ハードル」もあります．また，紹介状に「紹介元の担当医師名が列記されているケース」が多く，誰に電話すればよいかわかりづらいという事態も生じます．**「不明点は気軽に問い合わせてほしい」ことと，「その際の窓口が誰であるか」を明記**しましょう．

2）どう書くか

　入院経過を書こうとすると，どうしても長い紹介状になってしまいます．できるだけ読みやすくなるよう，筆者は以下の工夫を心がけています．

❶ 小見出しをつける

　例えば，複数のプロブレムがある場合はプロブレムごとに記載する，特に強調したい項目は小見出しをつけて目立つように記載する，などの配慮をすると，読み手にとって親切な紹介状になります．

❷ 1枚に収める

　紹介状は「ビジネス文書」です．科学論文でいう「abstract（要旨）」に相当すると考え，**簡潔に短くおさめるのがスマート**です．基本的にはA4用紙1枚になるよう推敲していますが，無理やり押し込むために文字サイズを小さくし過ぎないようにしましょう（目安として，最低でも10Ptは必要と考えます）．詳細な経過を伝える必要があれば，「退院サマリ」を別添するとよいでしょう．ただし，あまりに多すぎると紹介先で「スキャンして電子カルテに取り込む手間」も発生しますので，添付文章も必要最小限にとどめましょう．

2 病棟退院時の診療情報提供書の例

ここでは，下記のケースを軸に，入院後のシナリオ別で紹介状の書き方をご紹介します．

> **症例**
>
> かかりつけ診療所で糖尿病に対する外来加療を受けている82歳男性．起床時に右上下肢の不全麻痺を自覚してかかりつけ診療所を受診した．脳卒中の疑いであなたの働く急性期病院に紹介され，脳梗塞の診断で入院となった．

1) 入院後シナリオ①：かかりつけ診療所に入院経過を報告する場合（図1）

> 抗血栓薬での保存的加療を行った．麻痺は改善傾向だが，自宅生活に向けた生活能力向上をめざし，リハビリ転院を行う方針となった．かかりつけ診療所に経過報告目的の診療情報提供書を書くことになった．

転院調整は，かかりつけ診療所が関与することなく進められる場合が多いため，**1**で紹介した共通項目に加えて下記の情報を盛り込んでおくとよいでしょう．

❶ 転院先の詳細と決定までの流れ

地域で有名な療養型病院/リハビリテーション病院であれば細かな情報は省略してもよいかもしれません．ただ，医療圏を超えて転院する場合などは，どうしてその病院が選定されたか（例：支援してくれる家族の居住地に近い，など），その病院で何を行うのか（例：嚥下訓練，生活訓練，継続疾患加療，など）を記載しておきましょう．また，転院先の診療科や担当医師も明記しておくと，診療所から転院先病院への問い合わせもしやすく，退院支援の段取りも組みやすくなります．

❷ かかりつけ診療所への復帰の見込み

自宅退院の時期の目安を伝えることで，かかりつけ診療所は余裕をもって受入れ準備を進めることができます．ケアマネジャーとの事前調整，院内採用薬がある場合は在庫調整，訪問診療が必要になりそうであれば日程の段取りなどにも影響します．また，自宅への退院見込みが立たない場合は病院での長期療養となりますが，その見通しを共有することで「診療所から療養病院への診療情報提供の準備」「残された同居家族の支援方法の検討」など，診療所医師にとって必要な仕事の段取りを組みやすくなります．

2) 入院後シナリオ②：かかりつけ診療所へ，退院後の継続加療を依頼する場合（図2）

> 診療所で輸液が開始され，病院到着時には症状は改善傾向で，自然開通したと考えられた．抗血栓薬を中心とした保存的加療を行い，最終的に上肢にわずかな麻痺が残る程度まで回復した．自宅生活可能と考え，かかりつけ診療所での継続診療を依頼する診療情報提供書を書くこととなった．

令和●年●月●日

●●診療所

●● ●●院長先生侍史

南奈良総合医療センター　総合診療科

●●●●/天野雅之 印　拝

患者情報　●●　●●　様　82歳　男性　住所○○○○○○　電話番号0000-00-0000

病名　#1　脳梗塞（左橋梗塞）　#2　糖尿病

平素よりお世話になっております。●月●日にご紹介いただいた●●様ですが、当院での急性期加療を無事に終え、リハビリ目的に他院へ転院されましたので、入院経過を共有させていただきます。

#1 脳梗塞（左橋梗塞）

　●月●日、左橋梗塞の診断で総合診療科に入院されました。嚥下機能は保たれていたため入院時より点滴負荷と●●●●200 mg/日の内服加療で治療を開始しました。経過良好のため●月●日からは●●●●75 mg/日に切り替えました。出血や再梗塞などの合併症もなく、生活機能は徐々に改善しましたが、独居にはまだ不安がある状況でした。長女様のお住まいに近い●●リハビリテーション病院へ●月●日に転院されました（●●先生に主治医を御担当いただけると伺っております）。

#2 糖尿病

　血糖4検で経過を見たところ全体的に血糖値が低く、●●●●4－4－4（単位）、●●●●12（単位）に変更いたしました。

●●リハビリテーション病院では、1カ月程度の生活訓練リハビリが予定されているとのことです。最終的にはご本人はご自宅への退院を希望されており、退院後は改めて貴院での継続加療をお願いすることになるかと思います。脳梗塞については、特に副作用がなければ●●●●75 mg/日を継続いただけましたら幸いです。糖尿病については転院先の食事・運動状況で血糖推移に変化があるかと思いますので、●●リハビリテーション病院での状態に応じてご調整いただけましたら幸いです。

入院経過の報告は以上です。ご不明点がございましたら総合診療科　天野（内線PHS 1112）に遠慮なくお問合せください。お忙しいところ恐れ入りますが、御高診のほど何卒よろしくお願いいたします。

退院時処方（一包化）

Rp1）　▽▽ mg　●錠、▽▽ mg　●錠、▽▽ mg　●錠　1日1回、朝食後

Rp2）　▽▽ mg　●錠、▽▽ mg　●錠、▽▽ mg　●錠　1日1回、夕食後

備考　添付資料1枚（血液検査結果一覧1枚）　CD-R一枚。

図1　**診療情報提供書の例（シナリオ①：かかりつけ診療所に入院経過を報告する場合）**

令和●年●月●日

●●診療所

●●　●●院長先生侍史

南奈良総合医療センター　総合診療科

●●●●/天野雅之　印

患者情報　●●　●●　様　82歳　男性　住所○○○○○　電話番号0000-00-0000

病名　#1　脳梗塞（左橋梗塞）　#2　糖尿病

　平素よりお世話になっております。●月●日にご紹介いただいた●●様ですが、入院加療を終え無事に退院されました。退院後の外来加療を引き続き貴院にお願いさせていただきたく、経過をご報告いたします。

#1 脳梗塞（左橋梗塞）

　●月●日、左橋梗塞の診断で総合診療科に入院されました。当院到着時には症状は改善傾向であり、貴院での輸液負荷により自然開通や脳血流改善が促されたと推察いたします。入院後は●●●●200 mg/日で治療し、経過良好のため●月●日からは●●●●75 mg/日に切り替えました。特に副作用等がなければ、今後も継続的な投薬をお願いできましたら幸いです。入院中はリハビリを行いましたが、生活に支障がない程度まで改善しておりますので、今後の特別なリハビリは不要と考えております。万が一、麻痺などが再燃する場合は、お手数ですが当院ERへご紹介いただければ幸いです。

#2 糖尿病

　血糖4検で経過を見たところ全体的に血糖値が低く、●●●●4－4－4（単位）、●●●●12（単位）に変更いたしました。早朝空腹時血糖は110程度、その他の血糖管理状況や検査結果は添付資料に記載しております。退院後も自己血糖測定を継続するよう本人に伝えています。恐れ入りますが結果に応じて量の調整をお願いします。

【内服薬に関して】

飲み忘れが多いようで、残薬にかなりのばらつきがありました。本人と相談したところ、減薬と一包化を希望されたため、誠に勝手ながら下記のように調整させていただきました。

●●●●　　　6錠→中止（便通改善のため）、●●●●　　　3錠→中止（本人希望のため）

その他の処方は貴院の処方を継続のうえ、一包化して継続しております。

入院経過の報告は以上です。ご不明点がございましたら総合診療科　天野（内線PHS 1112）に遠慮なくお問合せください。お忙しいところ恐れ入りますが、御高診のほど何卒よろしくお願いいたします。

退院時処方（一包化）

Rp1）　▽▽mg　●錠、▽▽mg　●錠、▽▽mg　●錠　1日1回、朝食後

Rp2）　▽▽mg　●錠、▽▽mg　●錠、▽▽mg　●錠　1日1回、夕食後　（～●月●日分まで処方）

備考添付　資料2枚（入院中の血糖推移と追加検査結果1枚、血液検査結果一覧1枚）

　　　　　CD-R一枚。本人より、●月●日ごろに貴院を受診すると伺っております。

図2 ● 診療情報提供書の例（シナリオ②：かかりつけ診療所に継続加療を依頼する場合）

❶ 記載したい項目：具体的な加療計画

　　ガイドラインレベルの治療法については多くの医師の共通認識になっていると思いますが，日夜アップデートされる最新知識を全領域にわたってキャッチアップすることは難しく，エビデンス適用の吟味の結果として通常とは異なる治療選択がなされる場合も多々あります．退院後にどのような治療法を継続してほしいか，どのような場合には再紹介が必要かにつき，具体的に示しておきましょう．

❷ 配慮したい項目：相手の手元に届くタイミングを調整する

　　患者本人に手渡しすると，「患者の診療所受診」と「紹介状の診療所到着」が同時になります．しかし，引き継ぎ事項が多い場合や，もともとの診療所の治療内容を大きく変更しなければならない場合は特に，診療所における「受け入れ準備期間」への配慮が必要です．患者本人に診療所受診の目安時期を伝え，退院時処方に余裕をもたせ，紹介状のFAXや郵送を併用して事前に情報共有するよう心がけましょう．

■ おわりに

　　いかがでしたか？ 本稿が皆さんの時短に，そして患者さんのケアの質向上につながれば大変幸甚です．

▨ 引用文献

1）天野雅之："コミュ力"増強！「医療文書」書きカタログ（第2回）「病診連携」のカギは紹介状にあり！─スッキリ！かかりつけ医への「退院時紹介状」．総合診療，30：874-878，2020

▨ 参考文献・もっと学びたい人のために

1）「病状説明 ケースで学ぶハートとスキル」（天野雅之 / 著），医学書院，2020
　↑よい病状説明があって，はじめてよい医療文書が書けます．病状説明方法を体系的に学びたい方，指導したい方に向けて書いた入門書です．
2）天野雅之："コミュ力"増強！「医療文書」書きカタログ．医学書院，2020-2022（『総合診療』にて連載）
　↑医療文書やコンサルテーションのさまざまな場面において，前準備のしかたや戦略の立て方を解説し，文書例を提示しています．連載は終了していますが，近々単行本化予定です．

Profile

天野雅之（Masayuki Amano）
南奈良総合医療センター 総合診療科医長 / 教育研修センター 副センター長
詳細はp.431参照．

院内紹介状

藤岡愛璃咲，天野雅之

① コンサルトをするときは，常にコンサルトを受ける側の立場を意識しよう

② 画像検査オーダー時の文章は，"臨床所見から予想される画像異常" を踏まえて記載しよう

③ 救急外来での執筆は，気持ちを落ち着かせ，丁寧かつ簡潔な記載を意識しよう

はじめに

　研修医は院内コンサルテーション（以下，院内コンサル）をする機会はたくさんあっても，受ける立場に立つことはほとんどなく，「院内コンサルを受ける側の立場から，客観的に院内コンサル文書をながめる機会」は少ないでしょう．そのうえ，体系的に『コンサル文書の書き方』を学ぶ機会自体がほとんどなく，先輩方の書き方を真似して記載してみたものの，「これで大丈夫かな…」と不安を抱える人も多いのではないでしょうか．そこで本稿では，「院内コンサルを受ける側」の気持ちを想像しつつ，相手にとっても自分にとっても心地よいコンサルを行う方法を具体例を用いながらご紹介します．

1 病棟患者の院内コンサル

　研修医が院内コンサル文書の執筆を任される場面として最も多いのは「病棟の担当患者に生じたマイナートラブルを専門科へ院内コンサルする」というシチュエーションではないでしょうか．本章では筆者自身も経験の多かった皮膚疾患の患者の例をもとにコンサルテーションの文例を提示し，解説していきます．

症例1

85歳男性．誤嚥性肺炎で入院中．朝の回診時，「股が痒い」と訴えがあった．診察してみると，右の鼠径部に赤く盛り上がった病変がみられた．

専門科への院内コンサルで配慮すべき点は以下の3点です．

❶ 文頭に"何を依頼したいのか"を書き，一目でコンサルの目的がわかるようにしよう

コンサルテーションでは，「何をしてほしいのか」を明確に伝えることが重要です．「相手の科に丸投げ」という姿勢だと，主科での診療の大きな流れと乖離した意思決定がなされてしまう可能性があります．また，事前相談なしに「手術が必須です」などの"方針が事前に決まっているかのような表現"を使うと，診療上の意思決定に際して専門家の能力が十分に発揮されません．簡潔かつ柔らかく伝えるには，表のような言い回しを覚えておくと便利です．

❷ いつから，どのような症状があるのか簡潔に伝える

現病歴は担当医の皆さんがすでにしっかり把握しているはずです．専門家は忙しいなかコンサルトを受けてくださっていることを常に意識し，改めてカルテ情報をさかのぼらなくてすむよう，基本情報が盛り込まれた依頼文を作成しましょう．

❸ 文末はお決まりのフレーズで締める

文頭とは違い，文末は特に配慮すべき項目はないので，よく使用する定型文で違和感なく文章を仕上げることを心がけましょう．

表　場面に応じたコンサル目的の書き方

場面	コンサルトの目的
手術実施に関する相談	手術適応の有無に関してご助言賜りたく，紹介させていただきます．
治療の方針に関する相談	○○の治療方針に関してご助言賜りたく，紹介させていただきます．
事前承諾済の治療実施の依頼	先ほどご相談させていただいた件ですが，改めて○○の実施をお願いしたく紹介させていただきます．
外来継続加療の依頼	○○の患者様の外来継続診療をお願いしたく紹介させていただきます．
診察の依頼	○○疑いの患者様の御高診をお願いしたくご紹介させていただきます．

これらを踏まえて記載すると，以下のようになります．

【皮膚科への依頼状の例】

皮膚科　ご担当先生　侍史

　平素よりお世話になっております。陰部真菌感染症を疑う皮疹の精査をお願いしたく、紹介させていただきます。○○様は誤嚥性肺炎で当科入院中の患者です。今朝より陰部掻痒感の訴えがあり、右鼠径部に手掌大で中心治癒傾向のある環状の紅斑がみられ、真菌感染症を疑いました。原疾患の経過は良好で、来週退院予定です。お忙しいところ大変恐縮ですがご高診・ご加療いただけましたら幸いです。何卒よろしくお願いいたします。

○○科　研修医　××　×× 拝

❶ 文頭で依頼目的を記載

❷ 現病歴・原疾患の治療見込みを簡潔に記載

❸ 文末に締めの文章を忘れずに！

2 救急外来での院内コンサル

　救急外来は多様な健康問題でお困りの患者さんが来院するうえ，研修医が主体的に活躍できる場でもあるので，病棟患者と同様に「院内コンサル文書作成を任される場面」も多いのではないでしょうか．救急外来ではスピードを求められることも多く，苦手意識をもつ人も多いと思います．あらかじめ"型（フォーマット）"を用意していれば，時短が実現でき，ちょっぴり心の余裕が生まれるかもしれません．以下の症例をもとに，救急外来の各場面での院内コンサル文書について考えてみましょう．

症例2

　40歳女性．主訴：右下腹部痛
　来院当日の午前2時頃，突然の右下腹部の疼痛で目が覚めた．冷や汗を伴うほどの疼痛であったが，鎮痛薬を飲み数十分で疼痛が治まったためそのまま就寝した．起床後は右下腹部に違和感が残る程度で出勤できたが，右下腹部に違和感が残るため午後18時頃に救急外来を受診した．

1) 画像読影依頼も院内コンサル

　画像オーダー時に入力するコメントは，読影担当の放射線科医や撮影担当の放射線技師に向けての"院内コンサル"です．**急ぐ状況であるからこそ手抜きをせず，「何を目的にオーダーしているのか」を必要十分な文章で簡潔に伝えることが大切です．**画像読影依頼で配慮すべき点は以下の2点です．

❶ 「鑑別診断」や「特に診てほしい点」を伝えよう

　CTやMRIなどの画像診断は人体を解剖学的に客観視することが可能なツールです．た

だし，「画像的な異常」が「今回の症状の原因」とは限りません．「このような病気を考えていて，ここを診てほしい！」という**検査の目的を明確に伝える**と，自分の知りたい情報が得られるうえ，偶然みつかった余計な画像異常に惑わされて誤診してしまうリスクを減らせるでしょう．

❷ 解剖学的にどのあたりに症状があるのかを書こう

鑑別診断が多すぎる／全く思いつかないなどの場合もあるでしょう．そんなときでも「自覚的／他覚的な症状が解剖学的にどのあたりに出現しているか」は病歴聴取と身体所見で推測することができます．解剖学的な部位を伝えることで，撮影時に技師さんが配慮してくれたり，読影時により重点的に観察してくれたりして，より多くの質の高い情報が得られます．この実現のためにも，**普段から解剖を意識した診察を心がけ，画像的な異常を先回りして想像しておく姿勢で診療にあたる**とよいでしょう．

これらを踏まえて記載すると，以下のようになります．

【画像検査オーダー時のコメントの例】

> 右下腹部痛で救急外来を受診した患者です．本日午前2時に突然発症し，徐々に改善するも違和感が残存しています．Mc Burney点に圧痛がありますが，腸腰筋徴候は陰性で，エコーでは虫垂は確認できませんでした．虫垂炎や卵巣出血・卵巣捻転等を鑑別にあげております．ご精査よろしくお願いいたします．

2）救急外来から専門科への診察依頼

さきほどの患者さんのその後の流れを追いながら，院内コンサル文書の書き方を学んでいきましょう．

症例2のつづき

画像検査の結果，虫垂炎を疑う像はなかった．代わりに約8 cm大の卵巣腫瘍がみられ，一過性に卵巣茎捻転をきたしたと考えた．今後の方針について患者と相談し，翌日に当院の産婦人科へ紹介受診することとなった．

救急外来から院内コンサルを行う際に配慮すべき点は以下の2点です．

❶ 病歴は必要十分の情報に絞り込もう

忙しい専門家の姿を目の当たりにすれば，長いコンサル文書が好まれないことは容易に想像できると思います．情報を盛り込みすぎるのはNG！コンサル文書は要点のみの簡潔な文にまとめ，「詳細につきましては，○月○日のカルテをご参照ください」などの文章を添えておくと，より親切なコンサルになります．裏を返せば，後日に専門家に読まれることを意識し，**救急外来受診時の情報をカルテに詳細に記載しておくことも大切**です．

❷ 患者への説明内容を記載しよう

　　救急外来で「患者にどこまで説明するか，どのように説明するか」は時と場合によって大きく異なります．患者へ「どのような説明をし，どこまで情報共有ができているのか」を明記し，スマートに引継ぎましょう．ここを疎かにしてしまうと，例えば，すでに"告知済"と思って専門家が話しはじめたところ，患者が「え，なんのことですか？私，癌なんですか？」と目を丸くしているなんて恐ろしいことが生じてしまいます．コンサル先で患者との関係性構築に悪影響を与えたり，お互いに気まずい思いをさせたりしないためにも，慎重かつ丁寧に記載しましょう．

　　これらを踏まえて記載すると，以下のようになります．

【専門科への診察依頼の例】

> 　産婦人科　○○先生　侍史
> 　　平素よりお世話になっております。卵巣茎捻転を疑う患者の精査加療をお願いしたく紹介させていただきます。●●様は△月△日、就寝中に突然生じた右下腹部痛を主訴に救急外来を受診されました。疼痛は一過性で、来院時点では違和感程度にまで改善していました。妊娠反応陰性で、造影CTで8 cm大の右卵巣腫瘍を疑う病変があり、卵巣茎捻転による下腹部痛の可能性を考えております。本人には「右卵巣が腫れ、疼痛の原因になった可能性がある。検査・治療法は専門科での判断が必要」と説明しており、手術を含めた詳細な精査加療の可能性についてはまだお伝えしておりません。お忙しいところ恐縮ですが、ご高診のほど何卒よろしくお願いいたします。
> 　研修医　××××/　総合診療科　藤岡愛璃咲（PHS番号を記載）　拝

3 他科への院内コンサル時のチェックリスト

　　共通する項目を一覧にまとめました．院内コンサル文書を作成するときに参考にしていただければ幸いです．

- ☐ 最初にコンサルの目的を書いたか
- ☐ 現病歴は簡潔（1～2行以内）に書けたか
- ☐ 既往や内服歴のうち意思決定に関与しうる情報を盛り込んだか
- ☐ 患者への説明内容やアセスメント内容を記載したか
- ☐ 変換ミスや誤字脱字がないか

ここがポイント

　なお，院内コンサルの相手は"院内にいる"専門家ですので，もし状況が許せば，コンサルを受けてくださる先生に例えば「診察に同席させていただきたい」などとあらかじめ伝えておくと，感謝の気持ちを直接伝えられるうえ，自分自身の学びにも活かされるのでおすすめです．さらに顔見知りの関係性を築くことで，次回の機会にもつなげ経験を積み上げていきましょう！

おわりに

　研修医の皆さんはどのようなことを感じながら院内紹介状を作成しているでしょうか．研修医時代の私の頭のなかは『なんだ？　このイケてない院内コンサル文書は…！』と思われないかという"不安"が半分以上を占めていました．もし皆さんのなかに同じような不安を感じているかたがいらっしゃれば，本稿が少しでもその不安を和らげる一助になれば幸いです．

　皆さんの研修生活がより充実したものになるよう応援しています．

引用文献

1）天野雅之："コミュ力"増強！「医療文書」書きカタログ（第5回）専門外来予約時の院内コンサル文書 スマートに引き継ぐには？ 総合診療，30：1268-1272，2020
2）天野雅之："コミュ力"増強！「医療文書」書きカタログ（第6回）検査の価値を共創する！―画像検査オーダー時の"愛され依頼コメント"の書き方．総合診療，30：1406-1410，2020

参考文献・もっと学びたい人のために

1）天野雅之："コミュ力"増強！「医療文書」書きカタログ．医学書院，2020-2022（『総合診療』にて連載）
　　↑医療文書やコンサルテーションのさまざまな場面において，前準備のしかたや戦略の立て方を解説し，文書例を提示しています．連載は終了していますが，近日中に単行本化予定です．

Profile

藤岡愛璃咲（Arisa Fujioka）

南奈良総合医療センター 総合診療科
今年4月からついに晴れて総合診療専攻医としてデビュー．患者さんはもちろん，医師にも信頼されるドクターになることを夢見て日々奮闘中です．まだまだ駆け出したばかりですが，憧れの先輩専攻医の背中を追いかけ続けます！

天野雅之（Masayuki Amano）

南奈良総合医療センター 総合診療科 医長 / 教育研修センター 副センター長
当科も徐々に人数が増え，専攻医だけでも15名が所属する大所帯となりました．ワイワイガヤガヤ，みんなで楽しく働いています！

入院時サマリなど

森川 暢

① 適切な入院サマリは病棟診療の海図のようなものであり，入院時に海図をしっかり
  つくることが入院診療の質を決定する
② 適切な病歴の記載は臨床推論の能力を向上させる
③ 入院時に退院サマリが書けるぐらいに，退院時の転機をイメージすることが重要

はじめに

　　入院サマリは入院時に入院マネジメントをどのように進めるかを決める海図のようなものです．入院時サマリがうまく書けていれば，入院診療を上手に進めることが可能です．本稿では，入院時サマリのポイントをお示しします．

【入院サマリに書く内容】

1. 主訴	5. 嗜好歴	9. 身体所見と検査
2. 現病歴	6. 生活歴	10. アセスメント＆プラン
3. 既往歴	7. アレルギー	
4. 内服薬	8. 急変時コード	

1 主訴

　　まずは主訴からはじめます．ただし主訴がはっきりしないなら，はっきりしないままにしておいたほうがよいです．例えば，主訴を発熱＋シバリングとしてしまうと，実は痙攣だった可能性を排除してしまうことがありえます．判然としないなら震えなどの，幅広い概念にしておくほうが安全です．よって，主訴が明白であれば医学用語を主訴とするほう

が適切です．しかし，患者の訴えがはっきりしない場合は，主訴を無理やり医学用語としてしまうことはエラーのリスクであるため，患者の訴えをそのまま記述するほうが確実です．

2 現病歴

1) 主訴に関連したものに絞る

　　現病歴は主訴に関連した内容を絞って記述します．最初は難しいかもしれませんが，主要な鑑別疾患を念頭にその可能性を上げる所見，下げる所見を意識して，狙いすました病歴を書けるようになると診断の能力が上がります．まずは時間軸を意識することが重要です．時間軸の最初はいつまで全く元気だったのかを意識します．慢性経過ならばいつまでは全く元気で無症状だったのかを意識します．

2) 経時的変化を把握する

　　さらに主訴が，時間経過とともにどのように変化したかを記載する必要があります．「腹痛，悪心，食欲不振あり」だけでは不十分ということです．「心窩部痛が出現し，悪心・食欲不振が出現し，最後に右下腹部痛が出現」と書けば，虫垂炎らしい病態と理解できます（図1）．これと同じように，主訴以外の症状のTime courseを丁寧に記述します．例えば，ノロウイルスによる腸炎では原則として下痢・嘔吐が初発で，その後から腹痛を発症するというTime courseが典型的です．このような典型的なTime courseが丁寧に記述できていれば，逆説的に虫垂炎の可能性は下がります．発熱においても発熱を定期的にくり返しているというTime courseがあるならば，家族性地中海熱や結晶性関節炎を考えるきっかけになります．よって，それらを念頭に，腹痛や関節痛が発熱と一致して起こっているかを確認する必要があります．

3) 具体的な日数を記載する

　　病歴として記載する場合は「具体的」な日付を記載します．ただし，鑑別疾患を念頭に，プレゼンや思考をめぐらす場合は入院日を起点に「何日前」から症状があるかで考えることがリーズナブルです．

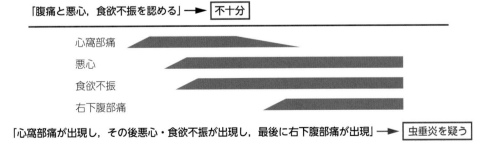

図1 Time course を意識した病歴

4) 鑑別を意識し，陰性症状も記載する

さらに陰性症状もしっかりと記述することが重要です．「何か症状がありませんか」と漠然と聞いているだけでは，不十分です．

例えば，不明熱では血管炎を念頭におけば，皮疹（特に紫斑），痺れ（末梢神経障害），関節痛，咳嗽・血痰（間質性肺炎や肺胞出血），喘息・副鼻腔炎（好酸球性多発血管炎性肉芽腫症）などを意図的に確認しにいきます．入院時サマリのプレゼンを聞いていても，研修医の先生の実力が如実に現れるのが実は陰性所見の選択だったりします．陰性所見について鑑別疾患を念頭に記述しているプレゼンは信頼ができます．これらは慣れてなければ難しいかもしれませんが，**現病歴を書きながら鑑別疾患における仮説生成と仮説の検証をくり返すように意識**します．本人から病歴が聞けない場合は，家族や施設職員から必ず病歴を聴取しますが，要領は同様です．

3 既往歴

記載する順番は現病歴の後ですが，実際に病歴聴取するときは最初に聞いてしまうことも多いです．当然ですが鑑別疾患は既往歴に明確に影響され，入院後のマネージメントにも影響を与えます．慢性心不全の急性増悪をくり返している高齢者の呼吸困難では，心不全急性増悪を念頭に置きます．一方で慢性心不全が既往にあるといってもその程度は千差万別です．かかりつけ医の先生に「浮腫があるから心不全かもね」と言われたにすぎない患者と，大動脈弁狭窄症の末期で心不全をくり返している患者では心不全の既往歴の重みが全く違います．狭心症などもそうでしょう．一過性の非特異的な胸痛に対して「狭心症疑い」と言われたにすぎない場合から，急性冠動脈症候群に準じた危険な狭心症で緊急カテーテル治療をした場合とではそのインパクトは天と地ほどの差があります．脳梗塞もその傾向があります．例えば脳ドックで指摘された無症候性のラクナ梗塞などは抗血小板薬の絶対的な適応ではなく仮に抗血小板薬を内服していたとしても中止は問題なく可能です．その一方で頸動脈狭窄が著明で脳梗塞を何度も再発しているにもかかわらず，頸動脈ステントなどを希望されておらず内科的治療をしている場合は原則として抗血小板薬の中止は難しいでしょう．このように**ただ既往歴をあるなしで判断するのではなく，マネージメントにつなげるためには詳細な内容を病歴聴取する必要があります**．患者さんに聞いてわからなければ主治医に確認することを怠るべきではありません．

なお，筆者は既往歴と併存歴は必ずしも厳密には分ける必要はないと考えています．ただ，手術歴や重大な既往歴はその発症時期がわかれば書いたほうがよいです．例えば，急性冠動脈症候群に対する経皮的冠動脈インターベンション（PCI）は施行時期によって抗血小板薬を1剤でよいかどうかなどの方針が決定します．特にこのような**大きな手術や処置をした時期は正確に記述するほうが望ましい**と考えます．

4 内服薬

　内服薬も可能であれば，用法用量もすべて記載するべきですが，難しければ処方内容だけでも記載をします．この際に，**どこの病院のどの診療科から何の薬が処方されているかを必ず記載します**．ポリファーマシーが昨今の問題となっていますが，"ポリドクター"を合併すると問題はさらに複雑になります．ポリドクターは一般的な用語ではありませんが，例えば心不全はA病院循環器内科，COPD（chronic obstructive pulmonary disease：慢性閉塞性肺疾患）はA病院呼吸器内科，糖尿病はB糖尿病内科クリニック，脊柱菅狭窄症はC病院整形外科，などのように複数の診療科の医師がひとりの患者の診療を行っている状態です．例えばお薬手帳は非常に有用ですが，ポリドクターとなると薬が漏れている場合もあります．さらに院内処方はお薬手帳には反映されないため，さらに複雑になります．ポリドクターやポリファーマーシーの症例では入院時の薬剤リストは暫定版としておいて，**可能なら入院後に薬剤師に薬剤歴と処方元のチェックを依頼することで完全な薬剤リストを完成させることができます**．チェックをすると意外なところから意外な薬が処方されていることが判明することや，全く薬が飲めていない現状が浮き彫りになることもあります．また逆に過量内服によって薬剤副作用が起きている可能性が，検薬から明らかになることもありえます．それらの情報は必ずサマリに記載し，必要に応じて情報提供依頼を外来主治医に行うとよいでしょう．なお，薬剤処方歴から既往歴を類推することも可能です．患者さんが既往歴はないと言っている場合も，カルシウム拮抗薬を内服していれば高血圧の既往歴が推定されます．

5 嗜好歴

　喫煙歴と飲酒歴も確認します．喫煙歴は当然ですが，COPDのリスクです．**喫煙の継続期間を確認することが非常に重要**になります．"pack-years"はタバコ1箱（20本）を継続した年数であり国際的な喫煙歴の基準とされています．20 pack-years つまりタバコ20本/日を20年継続した患者の20％がCOPDであると覚えるとよいとされています[1, 2]．

　飲酒に関しては，喫煙よりも正確な量を把握することが難しい傾向があります．なぜなら，患者さんが飲酒量を過小報告する可能性があるためです．ここで正確な飲酒量を類推するためには割り算をすることをお勧めします．大酒家は大瓶（2Lなど）でアルコールを購入する傾向があります．そのため，大瓶を何日くらいで飲酒するかという聞き方をします．2Lの焼酎を4日で飲酒するのであれば1日の飲酒量は500 mLであることが判明します．明らかに飲酒量が多くリスクが高い場合は離脱予防を行うことを検討します．またアルコール依存の可能性が高い場合は，専門の精神科医へ紹介することを検討します．

6 生活歴

　高齢者では自宅から来たのか，施設から来たのかの情報は必須です．また介護保険の利用があるのかどうか，あるとしたら介護度も記載します．さらに，**普段のADLについても具体的に記載します**．可能であればすべてのADLを記載する必要がありますが，最低限，排泄と食事に関して詳細に記載するだけでも充分です．具体的にはオムツなのか，あるいはポータブルトイレなのか，それとも車椅子でトイレに行っているのか，トイレに歩いて行っているとしたら手すりはあるのか，と詳細に記載します．食事に関しては食事介助が必要なのか，それともセッティングすれば自分で食べるのか，また食事を誰が用意するのか，普段の食事形態はどうなのかについて，詳細に記載します．まず，**排泄と食事を詳細に記載するだけでADLの肝が見えてきます**．特に自宅から入院した高齢者においてはADLの把握は非常に重要な情報です．なぜなら，直接退院できるかどうかに密接にかかわってくるからです．さらに**家族構成とキーパーソンについても記載**します．家族の介護などのサポートがどれくらいあるかも自宅退院においては重要な要素です．入院時に看護師やソーシャルワーカーが看護記録にこのような情報を記述していることも多いため，それらをカルテに書いておくとよいでしょう．

　例えば，自宅で伝い歩きがギリギリで，退院後トイレに行けなければ自宅退院が難しく，独居で介護サービスも入っていないという場合で，重症の感染症でADLが著明に低下するということが予想される場合は，自宅退院が困難であると予想できます．よって，すみやかにリハビリテーション処方およびソーシャルワーカーに連絡を行う必要があります．それを怠ると不用意に入院期間が延長されてしまい，病床の有効利用を妨げることになります．

7 アレルギー

　アレルギーについては，まずは薬剤と食事についてそれぞれアレルギーの既往歴があるかを確認します．特に，慢性咳嗽で喘息を疑うときなどは花粉症やアトピーの有無もアレルギーの一環として確認します．喘息ではそれらのアレルギー体質を合併しえます．**薬剤アレルギーは医療安全という意味でもきわめて重要**であり，電子カルテの薬剤アレルギー登録は怠るべきではありません．

8 急変時コード

　当然ですが急変時のコード，延命処置の希望の有無などは高齢者では入院時に確認すべきです．入院時に確認しておきながらサマリに書いていないケースがあります．これは，後で主治医以外がサマリを診たときに困ることになるので必ず記載しておきます．ただ注意すべきはDNAR（do not attempt resuscitation）は「取る」ものではないことです．どうしても急性期病院ではDNARを無理やり取りに行くという意識が生じがちですが，本来

は心肺蘇生に伴うメリットとデメリットを患者や家族と共有して，そのうえでどうするか
を考えるという姿勢が重要です．さらには，DNARという表現は心肺蘇生をするかしない
かのみに適用される概念で挿管は別に考える必要があります．急変時に心肺蘇生をしない
場合であっても挿管して集中治療室で治療することもありえるということです．心肺蘇生
の是非と治療の是非を混同する誤ったラベリングが散見されるため，「心肺停止時は心肺蘇
生はしない，しかしそれ以外の治療は集中治療も含めて行う」，あるいは「心肺停止時は心
肺蘇生はしない，また集中治療などの侵襲的治療も行わない」などのように具体的に方針
を記述するほうが望ましい印象です．

9 身体所見と検査

　バイタルサイン，身体所見，検査所見について簡潔に記載します．特に，バイタルサイ
ンと身体所見は検査結果と違い入院時カルテにしか記載がない項目になります．胸部X線
写真や心電図のルーチンがあるように，身体所見も入院時はルーチンとして最低限の所見
は網羅して書くことをお勧めします．その方が，後から比較することが可能になり，急変
時に役に立ちます．

10 アセスメント＆プラン

入院症例の一例

　65歳男性が，肺炎で入院した．肝障害に関しては詳細に病歴聴取したところ，アルコール性
肝障害であったことが判明した．さらに焼酎500 mL/日を摂取しつつ，不眠に対してトリアゾ
ラム0.5 mg/日を内服していたことが判明した．家族から病歴を聴取したところ，不眠に対し
ていつもよりアルコールを飲酒しつつさらにトリアゾラムを通常の2倍量を内服し，その後嘔吐
してから咳嗽と喀痰が増加したことが判明した．以上よりアルコール多飲とベンゾジアゼピン過
量内服による傾眠傾向と，それに伴う誤嚥性肺臓炎とアセスメントした．また1日40本の喫煙
を40年継続していることが判明しCOPDのリスクが高いと考えた．覚醒後にアルコール離脱
予防にセルシン®の予防内服を行いつつ，肺炎の治療を行った．その後セルシン®は漸減を行っ
た．介護サービスは未申請であり，アルコール依存症への対応も含めてソーシャルワーカーに介
入を依頼した．呼吸機能検査からはCOPDと診断し，禁煙指導のうえ吸入薬を導入し在宅酸素
も導入した．もともとはトイレ歩行が伝い歩きで限界のレベルだったが，食事は常食を摂取して
いたため，常食摂取と伝い歩きを目標としたリハビリも開始した．その後，介護サービスと在宅
酸素を導入し，禁酒外来を退院後受診する方向づけをして，自宅退院となった．

　ここでは入院時に問題になる新規のプロブレムリストを挙げて，プロブレムリストごと
にアセスメント＆プランについて記載します．
　まずは，プロブレムリストの肝についてお話しします．例えば，どこからどう見ても誤
嚥性肺炎である場合は，プロブレムリストは，＃誤嚥性肺炎としてもよいでしょう．その

一方で，発熱の原因が不明であれば安易に#肺炎疑いというプロブレムは用いず，#発熱とだけしておきます．記載するとしても，#発熱 鑑別疾患：肺炎，感染性心内膜炎，薬剤熱などといった具合に疑わしい疾患をプロブレムの横に書くとよいでしょう．#肺炎疑いというプロブレムだとそのプロブレムが独り歩きしてしまい，診断エラーにつながる可能性があるからです．

　アセスメントは，診断アセスメントと治療アセスメントの2つを記載します．プランに関しても今後の診断プランと治療プランの2つに分けて記載するとよいでしょう．上に示した症例での入院時サマリ（アセスメント＆プラン）の例を図2に示します．

#発熱　鑑別疾患：誤嚥性肺炎、尿路感染、感染性心内膜炎
#傾眠傾向：トリアゾラムによる薬剤性、脳梗塞
不眠に対していつもよりアルコールを飲酒しつつさらにトリアゾラムを通常の2倍量を内服し、その後嘔吐してから咳嗽と喀痰が増加したという病歴、および胸部CTでの重量分布に従った浸潤影よりよりアルコール多飲とベンゾジアゼピン過量内服による傾眠傾向と、それに伴う誤嚥性肺炎が考えやすい。化学性の誤嚥性肺炎の要素も強いが、喀痰グラム染色ではpolymicrobialでありアンピシリン/スルバクタムを開始する方針とした。また誤嚥性肺炎の包括的介入として、口腔ケアの徹底、STおよびPT介入、NSTチーム介入を依頼する。ただし、血液培養の結果や意識レベル低下の改善が乏しい場合には、髄液検査、頭部画像検査、心エコーなどの追加での検査を検討する。ADL低下が著明であり自宅退院か地域包括ケア病棟に転院かの方針を1週間以内に離床の進み方を見ながら見極める。自宅退院であれば、ケアマネジャーと連携し介護保険の区分変更なども検討が必要である。

#アルコール多飲
#アルコール離脱の高リスク
#アルコール性肝障害
アルコール多飲歴およびγGTPの著増よりアルコール性肝障害と判断した。焼酎800 mL/日ほど飲酒しつつ、不眠に対してトリアゾラム1 mg/dayを内服していたため、アルコール＋ベンゾジアゼピンの離脱リスクが高いと考えた。ただし傾眠傾向であり、まずはセルシンの予防内服はなしで経過をみる。覚醒してきて興奮などアルコール離脱の症状が出現すればセルシンを開始し、漸減するCAGEスコアからはアルコール依存症が疑われるため退院後は、アルコール依存症の専門外来の受診を検討する。

#労作時呼吸困難　慢性閉塞性肺疾患（COPD）疑い
喫煙歴があり、さらに労作時の呼吸困難の病歴、胸鎖乳突筋の肥厚という点からはCOPDを疑う。呼吸機能検査を行い、必要に応じて、LAMAやLABA吸入の導入や在宅酸素の導入も検討する。

図2 実際の入院時サマリの例（アセスメント＆プランのみ）

11 退院時サマリを入院時に書けるか

　　入院時サマリの時点でゴール設定をしておくことを筆者は強く勧めます．まず解決すべきプロブレムとそれを解決するのに要する日数を考えます．例えば，市中肺炎であれば抗菌薬投与は長くても7日前後になることがほとんどでしょう．入院時での予測能力が入院時サマリの質を決めるといっても過言ではありません．極論をいえば，入院時から退院時サマリを書けることをめざすべきですし，さらに退院後のマネージメントも決定できることをめざすべきです．仮に予測が外れた場合はなぜ，予測が外れたかを考えるとより成長をすることが可能になります．

12 入院診療計画書

　　入院診療計画書では 11 で示したゴールを入院時から想定して書く必要があります．自宅退院の可能性が高ければ，入院期間は1〜2週以内になるでしょう．一方で，ADLが低下しており家族背景からも自宅退院が難しい場合は転院期間も含めて2〜3週前後の入院期間となる可能性が高くなります．これらのある程度の治療の方向性について入院時に患者や家族に話しておくと，あとの病状説明をスムーズに行うことが可能です．

おわりに

　　入院時サマリの質は臨床医の能力を反映すると筆者は考えています．病棟診療の質と入院サマリの質は比例すると肝に命じておくことが肝要です．

引用文献

1）亀田メディカルセンター 亀田総合病院 呼吸器内科【呼吸器道場】：喫煙歴20pack-yearsの患者の20％がCOPDである
　https://www.kameda.com/pr/pulmonary_medicine/20packyears20copd.html
2）Bhatt SP, et al：Smoking duration alone provides stronger risk estimates of chronic obstructive pulmonary disease than pack-years. Thorax, 73：414-421, 2018（PMID：29326298）
3）森川 暢：第6回 マネジメントを意識した入院時サマリーの書き方．連載 総合内科流 一歩上を行くための内科病棟診療の極意．金芳堂，2020
　https://www.kinpodo-pub.co.jp/serials/hospitalist-skill/hs6/

Profile

森川 暢（Toru Morikawa）

市立奈良病院 総合診療科
奈良で総合診療医をしています．知的好奇心を大切にしつつ，臨床推論をベースにした総合内科，ER型救急，病院家庭医を同時並行で行う総合診療医をめざしています．興味があるかたはぜひ，見学に．奈良，住みやすいですよ！

退院サマリ/病歴要約

小田浩之

①退院サマリを書く時間を確保するために，時間に追われない仕組みを考える

②EPOC2・J-OSLERに準拠した病歴要約の到達目標を知る

③型に則った退院サマリ/病歴要約を記載する

はじめに

　退院サマリは溜まります．完成度をあげて書こうと思えば思うほど，溜まります．切羽詰まって，まとめて提出すると，指導医から同じような修正を受けて，まとめて突き返されます．そんな，研修医時代の苦い思い出を振り返りながらこの稿をまとめてみました．

　さて，医療の高度化と高齢化は，医療全体を複雑化させ，情報収集を加速度的に困難なものとしています．そのようななかで，日本診療情報管理学会・日本医療情報学会では，病院内や他施設連携を踏まえて症例サマリの標準的な構造を定め，施設間や診療科間での形式のずれを是正する取り組みを行っています（文献1参照）．皆さんの作成した退院サマリは公文書であり，その精度・迅速さは患者ケアに直結します．その責任性を認識しつつ，研鑽に励んでほしいと思います．

1 己を知り，相手を知れば，百戦危うからず

　初期研修医の皆さんは限られた時間のなかで，多くのことに向き合うことになります．医師としての業務，患者ケアに加えて，ローテーションごとに変わる上級医や病棟看護師，メディカルスタッフ，日々増えかつ変更されてゆく医療情報などなどです．人生の時間を大切に使うためには，達成目標を明確にし，無理と無駄が生じないように取り組む必要が

あります．初期研修の修了，場合によっては将来的に内科専門医をめざす皆さんが，病歴
要約に取り組むうえで知るべき相手は，「EPOC2（オンライン臨床教育評価システム）」
「J-OSLER（日本内科学会 専攻医登録評価システム）」と「担当指導医」です．

2 時間に追われすぎない日々を考える

そもそも時間を効率的に使用するときの思考フレームとして，「**必要・必要ではない**」「**急
ぐ・急がない**」の2×2テーブルで考えるとよいでしょう（表1）．研修医の日々の時間は，
必要で急ぐ事柄（①）に追われています．サマリや症例登録は，必要だが発生時は比較的急
がないこと（②）です．しかしながら，気づくと期限が迫り「必要×緊急」事柄として背後
に迫ってきています．いかに，急がない状況のときに一歩を踏み出しておくかが肝になっ
てきます．②の時間をつくり出し，①が極力発生しないようにすることがポイントとなり
ます．

15分は1日の1％の時間に相当します．切羽詰まっての15分と比較的余裕があるときの
15分は価値が違います．15分だけ集中して，少しでも取り組むとその病歴についてのアン
テナが立ち，以降のほかのことをしている時間の情報収集力が格段に上がります．「**まと
まった時間にたくさんする**」を捨て，「**中途半端でもよいから15分だけする**」ことをお勧
めします．日常に15分の隙間時間は結構転がっています．

3 業務にメリハリをつける

すべての症例を十分に振り返り考察してゆくことは理想的ですが，業務が多い場合には
それが困難なこともあります．以下に記載する到達目標を確認し，内科系を目指す場合は
特にJ-OSLERに使えるものは重点的に記載します．重複した事例などは簡潔な考察とし，
業務を時間内に終えることを優先することも1つの方法です．

表1　時間を有効に使うための考え方

	必要度　高	必要度　低
急ぐ	**必要で急ぐ（①）** **日々をとりあえず乗り切る** ・日々の診療 ・サマリ（退院後） ・突然のライフイベント	
急がない	**必要だが急がない（②）** **ここに時間を割くことが，日々の生活の安定につながる** ・サマリ（入院時） ・日々の勉強 ・生活のシステムづくり	・趣味・娯楽 　（これはこれで大切）

4 達成目標を定め，退院サマリを重点的に書く症例を確認する

❶ EPOC2 (初期研修修了目標) の登録内容を確認する

　　経験すべき症候 (29項目) / 疾患 (26項目) の登録には病歴要約の記載が必要です．「経験すべき29症候」と「経験すべき26疾病・病態」の一覧表を作成し，経験した事例をチェックしておきます (表2, 3).

❷ 進路を大まかに定める (内科か，その他の18領域か)

❸ 内科系志望 (内科専攻医修了目標) ならJ-OSLERの登録数と分野を知る (表4)

　① 症例登録の修了要件は160症例以上 (分野別の達成目標を確認する).

　② 病歴要約の提出は29症例 (異なる疾患群での登録．外来症例は7例まで含んでよい).

　③ 内科系であれば，初期研修での経験症例を病歴要約に14例まで使用することができる (表4).

表2 EPOC2 経験すべき29症候

① ショック	⑯ 下血・血便
② 体重減少・るい痩	⑰ 嘔気・嘔吐
③ 発疹	⑱ 腹痛
④ 黄疸	⑲ 便通異常 (下痢・便秘)
⑤ 発熱	⑳ 熱傷・外傷
⑥ もの忘れ	㉑ 腰・背部痛
⑦ 頭痛	㉒ 関節痛
⑧ めまい	㉓ 運動麻痺・筋力低下
⑨ 意識障害・失神	㉔ 排尿障害 (尿失禁・排尿困難)
⑩ けいれん発作	㉕ 興奮・せん妄
⑪ 視力障害	㉖ 抑うつ
⑫ 胸痛	㉗ 成長・発達の障害
⑬ 心停止	㉘ 妊娠・出産
⑭ 呼吸困難	㉙ 終末期の症候
⑮ 吐血・喀血	

表3 EPOC2 経験すべき26疾病・病態

① 脳血管障害	⑮ 肝炎・肝硬変
② 認知症	⑯ 胆石症
③ 急性冠症候群	⑰ 大腸癌
④ 心不全	⑱ 腎盂腎炎
⑤ 大動脈瘤	⑲ 尿路結石
⑥ 高血圧症	⑳ 腎不全
⑦ 肺癌	㉑ 高エネルギー外傷・骨折
⑧ 肺炎	㉒ 糖尿病
⑨ 急性上気道炎	㉓ 脂質異常症
⑩ 気管支喘息	㉔ うつ病
⑪ 慢性閉塞性肺疾患 (COPD)	㉕ 統合失調症
⑫ 急性胃腸炎	㉖ 依存症 (ニコチン・アルコール・薬物・病的賭博)
⑬ 胃癌	
⑭ 消化性潰瘍	

❹ 内科系志望なら日本内科学会の「病歴要約 作成と評価の手引き」[2] を一通り読む

後半の「病歴要約作成サンプル」に"良い例""良い例"が掲載されているので確認しておく.

表4 J-OSLER 専攻医3年修了要件

	内容	修了要件	病歴要約提出数
分野	総合内科Ⅰ（一般）	1[※3]	2
	総合内科Ⅱ（高齢者）	1[※3]	
	総合内科Ⅲ（腫瘍）	1[※3]	
	消化器	5以上[※1※3]	3[※1]
	循環器	5以上[※3]	3
	内分泌	2以上[※3]	3[※2]
	代謝	3以上[※3]	
	腎臓	4以上[※3]	2
	呼吸器	4以上[※3]	3
	血液	2以上[※3]	2
	神経	5以上[※3]	2
	アレルギー	1以上[※3]	1
	膠原病	1以上[※3]	1
	感染症	2以上[※3]	2
	救急	4以上[※3]	2
外科紹介症例			2
剖検症例			1
合計[※4]		56疾患群 （任意選択を含む）	29症例[※5] （外来は最大7）
症例数[※4]		160以上 （外来は最大16）	

※1 消化器分野では「疾患群」の経験と「病歴要約」の提出のそれぞれにおいて，「消化管」，「肝臓」，「胆・膵」が含まれること.
なお「消化管」の提出病歴要約として，研修手帳の消化器領域・疾患群9にある「急性腹症」は「消化管」としての提出には含まれない. 救急領域としての提出は可能.

※2 「内分泌」と「代謝」からはそれぞれ1症例ずつ以上の病歴要約を提出すること
（例：「内分泌」2例＋「代謝」1例 or 「内分泌」1例＋「代謝」2例）.

※3 修了要件に示した分野の合計は41疾患群だが，ほかに異なる15疾患群の経験を加えて，合計56疾患群以上の経験とする.
※4 初期臨床研修時の症例は，例外的に各研修プログラムの委員会が認める内容に限り，その登録が認められる（下記の内科領域初期研修の症例取り扱いについて参照）.
※5 病歴要約の領域別症例は異なる疾患群からそれぞれ作成すること.

内科領域初期研修の症例取り扱いについて

◆以下の条件を満たすものに限り，その取り扱いを認める.

1. 日本内科学会指導医が直接指導をした症例であること.
2. 主たる担当医師としての症例であること.
3. 1の指導医から内科領域専門医としての経験症例とする承認が得られること.
4. 内科領域の専門研修プログラムの統括責任者の承認が得られること.
5. 内科の専門研修で必要とされる修了要件160症例のうち1/2に相当する80症例を上限とする. 病歴要約への適用も1/2に相当する14症例を上限とする.

文献2より抜粋して引用.

5 いざ退院サマリを書こう

1) 担当となる指導医との相性を確認する

❶ チェックの厳しさ，細かさ，傾向性は指導医により少々違いがあります．まず1つ目を提出し，チェックの傾向を確認するとよいでしょう．

❷ フィードバックを受け，方向修正をしてもらいます（これは，日々の診療の視点の修正にも活かされます）．

2) 基本的な記載お作法は守ろう

病歴要約を書く際には，基本的な書き方のルールは守るようにしましょう．

❶ フォントは統一する（明朝体10.5〜11 pt）
❷ 英数字は半角とする
❸ 検査値に単位を記載する
❹ 体言止めは使用しない
❺ 過去形で記載する

日本内科学会「病歴要約 作成と評価の手引き」[2] "病歴要約を作成するうえでのチェックポイント" に則っているかも確認しておきましょう（表5）．

> **ここがポイント：考察記載のヒント**
> 1) 1サマリ1考察とし，詰め込みすぎない．
> 2) その事例で感じた疑問を，背景疑問か前景疑問に分けて整理する．
> 3) 前景疑問の1つを考察とする．
> 4) 考えるフレームは，精神科医 Engle の提唱した BPS（bio-psycho-social）モデルを使用し，生物医学面だけではなく，心理・社会面にも視野を広げる．生物医学面においては，「疫学」「診断」「治療」「予後」のカテゴリで整理する．
> 5) 臨床疑問がうまく想起できないときは，各種ガイドライン（GRADE システムで作成されたもの）でのクリニカルクエスチョンを参考にする．

図に退院サマリの記載例と注意点を示しますので，参考にしてください．

表5 病歴要約を作成するうえでのチェックポイント

記述様式	☐ POS（problem oriented system）方式の病歴要約を作成する. 　※ J-OSLERでは記載項目に入力文字数の上限がある.
情報の記載	☐ 患者情報（ID，年齢，性別），医療機関名，入・退院日，受持期間，転帰，フォローアップを記載する. ☐ 原則，患者を特定できるような氏名，イニシアル，生年月日，居住地は記載しない. 　※ J-OSLERでは提出分野名も必要となる.
確定診断名	☐ 略語は用いない. ☐ 重症度・重要性に従い，主病名を記載する. ☐ 副病名，合併症を主要なものに限り記載する.
病 歴	☐ 主病名について記載する. ☐ その他の主・副病名や合併症など，すべての病気の経緯も時系列に沿って簡潔に言及する. ☐ 既往歴，家族歴，生活歴，性交渉歴，月経等について，関連があるものを記載する. ☐ プロフィールや職業が関連する場合は記載する. ☐ 患者個人情報につながる紹介元（先）病院（医師）名の記載は避け，「近医」などと記載する. ☐ アレルギー，不適応情報は，必ず記載する. ☐ デバイス情報は，極力記載することが推奨される.
入院時現症 （外来診察時現症）	☐ 不必要なものは減らして，要領よくまとめる.
検査所見	☐ 検査所見のすべてを羅列する必要はなく，例えば，肝機能正常という表現でもよい. 記述する疾患で異常になりうるデータ，注目すべき正常値，特殊検査を記載する. ☐ 一般的な略語は使用してよい.
画像診断	☐ 経過図，検査等一覧表は必要に応じて挿入してよいが，それが症例の理解に役立つものに限る.
プロブレムリスト	☐ プロブレムリストとは，診断名だけではなく患者を診察していくうえで問題となる項目のリストである. 病歴，臨床症状，診察所見，検査値の異常などから抽出する. ☐ 診断がついている項目（病名）も主病名として取り扱った疾患と関連のある場合は，プロブレムとしてあげてもよい.
入院後経過と考察	☐ 特殊検査等を含む診断とその根拠，治療とそのエビデンスおよび転帰について記載する. ☐ 考察はプロブレムごとに診断および治療法選択における過程を簡潔に記載する. ☐ J-OSLERでは，外科紹介症例と剖検症例が必要となる. 特に剖検症例は，剖検数の減少により経験が困難となっているので，指導医に前もって相談しておく.
文献 （どの程度の掲載をするか指導医に相談する）	☐ 症例に適した原著論文，ガイドライン，レビューなどを引用し，文中に記載する. ☐ 全国の図書館で閲覧できるような公的機関の医学雑誌ないしは学術図書に掲載されたものからの引用に限る. ☐ web媒体からの引用は「UpToDate」等，医療情報源や各学会，厚生科学研究班等から出されたガイドライン等，出典がオーソライズされたものとする.
退院時処方（最終診察時の処方）	薬剤名は一般名で記載する. なお，一般名の後に括弧書きで商品名を記載してもよい.
考察	☐ 主病名を中心にその重症度，副病名との関連について言及し，診断および治療法選択における妥当性を簡潔に記載する. ☐ 考察では感想を述べるのではなく，症例を客観的に評価する.

文献2をもとに作成.

退院サマリ

初診日　2015/04/01
当科入院回数　1回

患者ID	0000000	氏名	●●●●	入院日	総合診療	科	2022/06/09
患者年齢	80　歳	性別	男性	退院日	総合診療	科	2022/07/30
入院経路	ＥＲ	入院手順	緊急	救急車	あり	クリパス	なし
紹介元	なし			退院先		転院	
紹介先	●●病院			備考			

	病名	転機
主病名	黄色ブドウ球菌敗血症	治癒
＃2	両側重症下肢虚血	治癒
＃3	糖尿病性足壊疽（右第1・2趾、左第2趾）	治癒
＃4		

① 略語は用いない　② 重症度・重要性に従い，主病名を記載する　③ 副病名，合併症を主要なものに限り記載する

手術処置	なし		
病理診断	なし		
禁忌事項	なし	感染	なし

【主訴】　体動困難

「～80歳男性。」といった体言止めはしない

【現病歴】

高度房室ブロック（PMI後）、虚血性心疾患、右冠動脈慢性閉塞、2型糖尿病、糖尿病性足壊疽（右下趾切断後）の既往のある、ADLほぼ自立した80歳男性である。受診3日前まではいつも通りの生活をしており、6月8日から全身倦怠感と体調不良を訴えていた。9日朝9時頃から悪寒、呼吸苦を訴え体動困難となった為、当院へ救急搬送された。身体診察、画像検査で熱源は特定できなかった。発熱の精査・加療目的にて、同日当科入院となった。

【既往歴】

高度房室ブロック（PMI後 DDD 60-130 2014/08）、AVNRT、虚血性心疾患（右冠動脈慢性完全閉塞）、閉塞性動脈硬化症、2型糖尿病〔腎症（eGFR70 尿蛋白++）、網膜症（光凝固後）〕、糖尿病性足壊疽・右下趾切断後、慢性腎臓病 G3aA3、糖尿病性網膜症、前立腺肥大症

【服薬】

アトルバスタチンカルシウム水和物10 mg 1T分1、ランソプラゾール15 mg 1T分1、アスピリン100 mg 1T分1、シタグリプチンリン酸水和物50 mg、スピロノラクトン25 mg 1T分1、シロドシン2 mg 4T分2、フロセミド20 mg 1T分1、ビソプロロールフマル酸2.5 mg 0.5T分1

【アレルギー歴】　食べ物：そば、薬：なし

【家族歴】　特記事項なし

【生活/社会歴】　［ADL］自立　杖歩行　［家族構成］妻（KP）、長女との3人暮らし　［介護保険］なし　［飲酒］なし　［喫煙］40年前より禁煙

【入院時身体所見】

［全身状態］不良　［意識状態］JCS:II-10
［バイタルサイン］血圧 100/60 mmHg、脈拍数 120/分、呼吸数 24/分、SpO2 95％（RA）、体温 39.2℃（腋窩温）　［頭部］眼瞼結膜貧血なし、眼球結膜黄染なし、頸静脈拍動あり　［胸部］呼吸音清、過剰心音なし、Erb領域を最強点とするLevine Ⅲ/Ⅵの汎収縮期雑音あり　［腹部］平坦、軟、腸蠕動正常、圧痛なし　［背部］CVA圧痛なし　［四肢］末梢冷感あり、両側足背動脈触知不良あり、右第1・2趾、左第2趾潰瘍あり。

【入院時検査所見】

［血液検査］＜尿検査＞色調 淡黄色、混濁(1+)、比重 1.017、PH 5.0、蛋白 (2+)、糖 (1+)、ケトン体 (-)、潜血 (3+)、白血球 (-)、ウロビリ 正常、ビリルビン (-)、亜硝酸 (-)　＜血算＞WBC 25710/μL、Hb 11.4 g/dL、HCT 36.7％、MCV 98.2 fL、MCHC 31.2 g/dL、RDW 13.9、PLT 19.5×10^4/μL、Neut （%）95.2％＜生化学＞AST 15 U/L、ALT 10 U/L、LDH 307 U/L、ALP 176 U/L、γGTP 13 U/L、CPK 278 U/L、CPK-MB 9 U/L、T-Bil 1.7 mg/dL、Alb 3.4 g/dL、UA 7.0 mg/dL、BUN 36 mg/dL、CRE 1.94 mg/dL、Na 129 mmol/L、K 4.4 mmol/L、CL 95 mmol/L、Ca 8.2 mg/dL、IP 5.4 mg/dL、Mg 1.7 mg/dL、Glu 163 mg/dL、AMY 54 U/L、CRP 14.11 mg/dL、総蛋白 7.4 g/dL、eGFR 26.53 ＜動脈血ガス（RA）＞PH 7.470、PCO2 21.1 mmHg、PO2 92.9 mmHg、乳酸 60.0 mg/dL、HCO3 15.0 mmol/L ＜凝固＞APTT 47.1S、PT-INR 1.52、D-dimer 9.2 μg/mL ＜内分泌＞BNP 2206.8 pg/mL ＜髄液検査＞性状 無色透明、細胞数（/3）13/3 mm³、多核球（%）8、単核球（%）92、蛋白 49 mg/dL、糖 107 mg/dL、クロール 115 mEg/L、IgG（髄液）＜6 mg/dL

検査所見のすべてを羅列する必要はなく，例えば，肝機能正常という表現でもよい．記述する疾患で異常になりうるデータ，注目すべき正常値，特殊検査を記載する．今回は，全身疾患であるため，すべてを記載している

図 退院サマリの記載例（次ページに続く）

※症例は架空のものであり，この退院サマリは本稿用に作成したものです．

［微生物検査］血液培養：2/2 セットで MSSA　尿培養：Gram 染色陰性　髄液培養：Gram 染色陰性　髄液抗酸菌蛍光法陰性　髄液墨汁染色：陰性　髄液細菌抗原：陰性
［心電図］ペースメーカー調律，脈拍数 116/ 分，軸偏位なし
［画像検査］＜胸部単純レントゲン＞ CTR 56 ％，両側 CPA sharp、肺野清
＜胸部〜骨盤 CT ＞
＜ Ga シンチ＞全身に明らかな RI の異常集積なし　＜経胸壁心エコー＞ EF60%、MR I °、AR(-)、TR(+)、moderate AS、M 弁 P1 の腱索付近に輝度の高い索状物あり、その他 vegetation を疑わせる所見なし　＜経食道心エコー＞僧帽弁後尖に観察される可動性のある構造物は前回と著変なし(6.9 mm × 2.9 mm)

【入院後経過】

> 特殊検査等を含む診断とその根拠，治療とそのエビデンスおよび転帰について記載する．考察はプロブレムごとに診断および治療法選択における過程を簡潔に記載する

1. 黄色ブドウ球菌敗血症
入院時の血液培養 2 セットより MSSA を検出した。MSSA 菌血症については糖尿病性足壊疽を侵入門戸とした感染と考え CEZ 2 g q 12h を投与した。第 3 病日の血液培養は、2 セットとも陰性だった。経胸壁心エコーでは疣贅を示唆する所見はなく、経食道心エコーでは P1 付近に輝度の高い索状物を認めた。第 28 病日の経胸壁心エコーでは僧帽弁後尖の索条物は著変なく、逆流の悪化もなかった。Duke's criteria では大基準 1 項目、小基準 1 項目のみ該当で感染性心内膜炎の診断基準を満たさないが、ペースメーカー留置中の患者であり MSSA による感染性心内膜炎に準じて 6 週間の抗生剤投与を行った。その間、再発熱、新たな感染徴候なく 7 月 14 日に抗生剤投与を終了して以降は再発熱なく全身状態は良好だった。リハビリ継続のため 7 月 30 日に近医に転院となった。
2. 両側重症下肢虚血　# 3. 糖尿病性足壊疽（右第 1・2 趾、左第 2 趾潰瘍）
糖尿病性足壊疽を侵入門戸とした MSSA 菌血症と判断し、循環器内科と形成外科に血行再建と切断術の適応についてコンサルトした。術前に血行再建を行う方針とし、7 月 10 日に循環器内科で下肢血管造影を行い、右 PTA(99 ％狭窄)、左 ATA(99 ％狭窄)に対してバルーン拡張を施行した。7 月 23 日に形成外科で右第 1・2 趾切断術を施行した。左第 2 趾については左 ATA まで血流を認めたことから二次治癒を期待して切断術は施行しなかった。術後の創部所見は良好で感染徴候はなく、左第 2 趾についても上皮化は良好だった。

【患者・家族への説明】
足の潰瘍から菌が体の中に入り敗血症となりました。両下肢の血行再建と抗生剤治療で良くなっています。ペースメーカーに感染をおこさないか心配しており、長期の抗菌薬使用を予定しています。しっかり体力をつけるために食事を規則正しくとるのとリハビリを頑張りましょう。

【退院処方】

アトルバスタチンカルシウム水和物 10 mg 1T 分 1、ランソプラゾール 15 mg 1T 分 1、アスピリン 100 mg 1T 分 1、シタグリプチンリン酸水和物 50 mg、スピロノラクトン 25 mg 1T 分 1、シロドシン 2 mg 4T 分 2、フロセミド 20 mg 1T 分 1、ビソプロロールフマル酸 2.5 mg 0.5T 分 1

> 薬剤名は一般名で記載する．なお，一般名の後に括弧書きで商品名を記載してもよい

【考察】

経食道心エコーは感染性心内膜炎の診断において、経胸壁心エコーより感度が優れているとされ、疣贅、弁周囲膿瘍、弁破壊の所見は経胸壁心エコーで 2-15 ％、経食道心エコーで 14-28 ％とされる。(J Antimicrob Chemother. 2014; 69(7): 1960-1965) 黄色ブドウ球菌血症の治療期間として 14 日の短期治療で終了する条件として、①経食道心エコーにて感染性心内膜炎の所見がない、②人工弁や心血管デバイスがない、③最初の血液培養から 2-4 日で陰性化、④抗生剤治療開始後 72 時間以内に解熱している、⑤転移性病変を疑う臨床所見がないが挙げられる。(Up To Date Tppic2134 Version29.0) 本例ではペースメーカー植込み後で人工物が体内にあることを考慮し、診断基準を満たさないものの感染性心内膜炎に準じて抗生剤治療期間を 6 週間とした。

> 症例に適した原著論文，ガイドライン，レビューなどを引用し，文中に記載する．全国の図書館で閲覧できるような公的機関の医学雑誌ないしは学術図書に掲載されたものからの引用に限る．
> web 媒体からの引用は「UpToDate」など，医療情報源や各学会，厚生科学研究班等から出されたガイドラインなど，出典がオーソライズされたものとする

株式会社 麻生飯塚病院

電話番号 0000-00-0000

主治医	:		主治医記載日
指導医	:		指導医確認日
部長	:		部長確認日

● 図 ● 退院サマリの記載例（続き）

■ おわりに

　病歴要約は，個人の研鑽のみならず，医療・ケアの質管理や法的な側面もあり，また，臨床研究や疫学データの蓄積に直結します．皆さん自身においても，入院期間に患者に生じた出来事，今までの疾患のまとめを必要十分に記載し，後に閲覧した人たちにわかりやすく伝える努力は，論理的思考の醸成につながります．このことは，物事への判断を迅速にさせ，皆さんの人生そのものを豊かにすると信じて頑張ってほしいと思います．

■ 引用文献

1）退院時要約等の診療記録に関する標準化推進合同委員会（日本診療情報管理学会・日本医療情報学会）：退院時サマリーをどのように作成するか（YouTube）
　https://www.youtube.com/watch?v=kTJnuqH2Lbg
2）日本内科学会：病歴要約 作成と評価の手引き（J-OSLER版）．2020
　https://www.naika.or.jp/nintei/j-osler/evaluate/

Profile

小田浩之（Hiroyuki Oda）

飯塚病院 総合診療科
幼少期を山口県萩市で，大学時代を鹿児島市で過ごした．どちらの地域も発展に溶岩が寄与していることをブラタモリで知った．溶岩の機能を見出し，活用した名もなき人たちがいる．大地の営み，名もなき人々，過去の有名な人々，そして今．そんなことを考えながらのジオパーク巡りが，最近の趣味です．

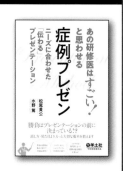

介護保険主治医意見書の書き方

大村大輔，曽我圭司

① 主治医意見書は誰に向けて書いているのか意識すること

② 治療の詳細よりも介護の手間の詳細を記載すること

③「特記すべき事項」の欄を有効に活用すること

■ はじめに

　　皆さんが入院・外来で診療をしていた患者さんは，自宅・施設等に帰ってからもそれぞれの生活があり，なかには自分独りでは生活が困難で，介護を必要とする場合があります．日本には**介護保険**というシステムがあり，日常生活のお手伝いが必要な人は介護保険を利用することで金銭的な補助を受けながら介護サービスを受けることができます．そこで必要となるのが『**介護保険主治医意見書**』です．介護保険を利用する人の数は年々増えており，かかりつけ医が介護保険主治医意見書を記載する機会は多くなっています（図1）．臨床研修中，病棟で退院が近づいてきた患者さんとお話するとき，地域研修に出て診療しているときなどに目にしたことがあるかもしれません．上級医でも記載方法を学ぶ機会も少ないと思われるので，独学で記載していることも多いのではないでしょうか？本稿では，そんな介護保険主治医意見書の記載方法について，介護保険の歴史や仕組みを交えながら「誰に対して」「どんな目的で」「どのように」書けばよいのかについて解説していきたいと思います．

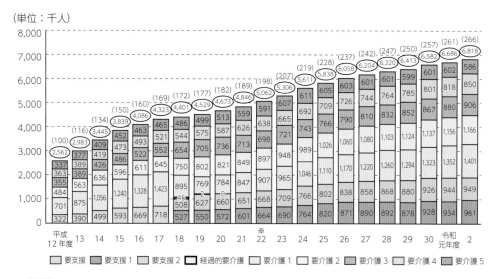

図1 要介護（要支援）認定者数の推移

※（　）の数値は，平成12年度を100とした場合の指数である．
※平成29年度から全市町村で介護予防・日常生活支援総合事業を実施している．
※東日本大震災の影響により，平成22年度の数値には福島県内5町1村の数値は含まれていない．
文献1より引用．

1 介護保険の歴史

　　1980年代に，医学的には入院加療必要がない「社会的入院」などが社会問題化し，1990年代には急速に進行する高齢化，介護の長期化が問題となりました．高齢者の生活を社会全体で支える仕組みが必要と考えられ，1997年の12月に「介護保険法」が制定され，2000年に「介護保険制度」がはじまりました．同時期から主治医意見書が必要となっています．以降，3年ごとに介護保険制度の見直しが行われています．

2 介護保険が適用される条件

　　表1に示すとおり，介護保険の被保険者は**第1号被保険者**と**第2号被保険者**に分かれます．第1号被保険者の場合は，**要介護状態・要支援状態である場合に介護保険適用の対象**となります．第2号被保険者の場合は，末期がんや関節リウマチなど特定疾病に指定されている16疾病（**表1**）によって要介護・要支援の状態になっていることが，保険適用の要件となります．

表1 介護保険が適用される条件

	年齢	サービスの利用条件
第1号被保険者	65歳以上	要支援・要介護認定を受けていること
第2号被保険者	40～64歳	下記16種類の「特定疾病」に該当し，要支援・要介護認定を受けていること
		【特定疾病】 1. がん※ 2. 関節リウマチ 3. 筋萎縮性側索硬化症 4. 後縦靱帯骨化症 5. 骨折を伴う骨粗鬆症 6. 初老期における認知症 7. パーキンソン病関連疾患（進行性核上性麻痺，大脳皮質基底核変性症，パーキンソン病） 8. 脊髄小脳変性症 9. 脊柱管狭窄症 10. 早老症 11. 多系統萎縮症 12. 糖尿病性神経障害，糖尿病性腎症，糖尿病性網膜症 13. 脳血管疾患 14. 閉塞性動脈硬化症 15. 慢性閉塞性肺疾患 16. 両側の膝関節または股関節に著しい変形を伴う変形性関節症 ※医師が一般に認められている医学的知見に基づき回復の見込みがない状態に至ったと判断したものに限る

文献2をもとに作成.

3 介護保険認定の流れ

　　介護保険認定の流れは図2のようになっています．まず市町村の認定調査員による心身の状況調査（認定調査）および主治医意見書に基づくコンピュータ判定（一次判定）が行われ，その後に介護認定審査会による審査（二次判定）が行われます．主治医意見書は主に二次判定での審査の際に参考にされます．

4 介護度の目安

　　要支援1～2，要介護1～5，あるいは非該当について，具体的にどれくらい介助が必要なのか，イメージが難しいところだと思います．はっきりと明確な区分があるわけではありませんが，これくらいの介護が必要な人はこれくらいの介護度，という厚生労働省の目安があるので図3に示します．

　　このように，どのくらい日常生活が自立しているかに加えて，認知症の周辺症状などを加味されて要支援1～2，要介護1～5が決まることが多いです．

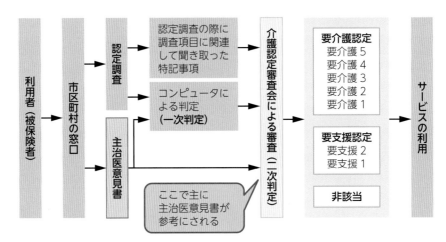

図2 介護保険認定の流れ
　介護認定審査会：各市町村で，医師1名を含む保健・医療・福祉の専門家5名ほどで構成される合議体.
　文献3をもとに作成.

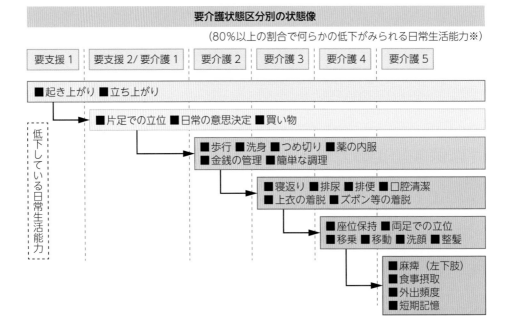

図3 介護度の目安
※全74項目の要介護認定調査項目において，
　・介助の項目（16項目）で，「全介助」または「一部介助」等の選択肢
　・能力の項目（18項目）で，「できない」または「つかまれば可」等の選択肢
　・有無の項目（40項目）で，「ある」（麻痺，拘縮など）等の選択肢
　を選択している割合が80％以上になる項目について集計
注1）要介護度別の状態像の定義はない.
注2）市町村から国（介護保険総合データベース）に送信されている平成26年度の要介護認定情報に基づき集
　　計（平成28年2月15日時点）
注3）要介護状態区分は二次判定結果に基づき集計
注4）74の各調査項目の選択肢のうち何らかの低下（「全介助」，「一部介助」等）があるものについて集計
文献3より引用.

5 主治医意見書の書き方

それでは，以上を踏まえて，主治医意見書の記載欄に沿って，記載するポイントを見ていきましょう．

A 申請者・主治医等記入欄（図4A）

● 主治医としての同意

こちらは，基本的には『同意する』で問題ありません．申請者本人の同意は申請段階で確認されており，主治医には「守秘義務」に関する問題は生じませんので，介護支援専門員に医療情報を提供するという観点から原則『同意する』を選びます．

図4 主治医意見書の様式（図5に続く）

B 傷病に関する意見 (図4B)

(1) 診断名

生活機能低下の直接の原因となっている傷病名を比重の高い順で記載します．介護の手間が生じてくる状態についての全体像を示す診断名であり，医学的な疾病の重症度の順位比較ではないことに注意します．

第2号被保険者（図1）の場合，特定疾病を明確に判別できるように診断名を記載しましょう．

(2) 症状としての安定性

・**安定**

「(1) 診断名」の疾患で少なくとも1カ月は投薬の変更，特別な処置，検査を必要としない状態を指します．

・**不安定**

「(1) 診断名」の疾患の日ごとの変化が激しく，診療が週に2，3回必要な場合，あるいは助言，指示を要する状態などを指します．

急性の心血管疾患や脳疾患で積極的な医学的管理を必要とする場合や，末期の悪性腫瘍や進行性疾患による急速な悪化が見込まれる場合は「不安定」を選択して具体的な内容を記載しましょう．

(3) 生活機能低下の直接の原因となっている傷病または特定疾病の経過および投薬内容

ここには，生活機能低下の状況がわかるように傷病の経過，または特定疾患の診断上必要な所見について記載します．例としては，「脳梗塞による入院を契機として日中の生活が不活発になり寝ている時間が増え，退院後は配偶者との死別のため家庭内での役割が喪失し，生活機能低下を引き起こしている」などを，具体的にわかりやすく記載します（図6）．投薬内容については，介護上留意すべき薬剤を記載するようにします（すべて記載する必要はありません）．

C 特別な医療 (図4C)

医師の指示に基づき看護師により実施される行為を示します．医師でなければ行えない行為，家族/本人が行える行為は含まれません．継続して実施されているものを対象とし，急性疾患への対応で一時的に実施されるものは含まれません．

D E 心身の状態に関する意見

(1) 日常生活の自立度等について (図4D)

・障害高齢者の日常生活自立度（寝たきり度）
・認知症高齢者の日常生活自立度
表2，3などを参考に自立度に応じた ☑ をつけます．

表2 障害高齢者の日常生活自立度（寝たきり度）判定の基準

調査対象者について，調査時の様子から下記の判定基準を参考に該当するものに○印をつけること．なお，全く障害等を有しない者については，自立に○をつけること．

生活自立	ランクJ	何らかの障害等を有するが，日常生活はほぼ自立しており独力で外出する 1．交通機関等を利用して外出する 2．隣近所へなら外出する
準寝たきり	ランクA	屋内での生活はおおむね自立しているが，介助なしには外出しない 1．介助により外出し，日中はほとんどベッドから離れて生活する 2．外出の頻度が少なく，日中も寝たり起きたりの生活をしている
寝たきり	ランクB	屋内での生活は何らかの介助を要し，日中もベッド上での生活が主体であるが，座位を保つ 1．車いすに移乗し，食事，排泄はベッドから離れて行う 2．介助により車いすに移乗する
	ランクC	1日中ベッド上で過ごし，排泄，食事，着替において介助を要する 1．自力で寝返りをうつ 2．自力では寝返りもうてない

※判定に当たっては，補装具や自助具等の器具を使用した状態であっても差し支えない．
文献4より引用．

表3 認知症高齢者の日常生活自立度

ランク	判定基準	みられる症状・行動の例
Ⅰ	何らかの認知症を有するが，日常生活は家庭内及び社会的にほぼ自立している．	
Ⅱ	日常生活に支障をきたすような症状・行動や意志疎通の困難さが多少みられても，誰かが注意していれば自立できる．	
Ⅱa	家庭外で上記Ⅱの状態がみられる．	たびたび道に迷うとか，買いものや事務，金銭管理などそれまでできたことにミスが目立つ等
Ⅱb	家庭内でも上記Ⅱの状態がみられる．	服薬管理ができない，電話の対応や訪問者との対応などひとりで留守番ができない等
Ⅲ	日常生活に支障をきたすような症状・行動や意志疎通の困難さがときどきみられ，介護を必要とする．	
Ⅲa	日中を中心として上記Ⅲの状態がみられる．	着替え，食事，排便・排尿が上手にできない・時間がかかる，やたらに物を口に入れる，物を拾い集める，徘徊，失禁，大声・奇声を上げる，火の不始末，不潔行為，性的異常行為等
Ⅲb	夜間を中心として上記Ⅲの状態がみられる．	ランクⅢaに同じ
Ⅳ	日常生活に支障をきたすような症状・行動や意志疎通の困難さが頻繁にみられ，常に介護を必要とする．	ランクⅢに同じ
M	著しい精神症状や問題行動あるいは重篤な身体疾患がみられ，専門医療を必要とする．	せん妄，妄想，興奮，自傷・他害等の精神症状や精神症状に起因する問題行動が継続する状態等

文献5より引用．

（5）身体の状態

利き腕（□右 □左） 身長=□□□cm 体重=□□□kg（過去6ヶ月の体重の変化 □増加 □維持 □減少 ）
- □四肢欠損 （部位：＿＿＿＿＿＿＿＿＿＿＿）
- □麻痺
  - □右上肢（程度：□軽 □中 □重） □左上肢（程度：□軽 □中 □重）
  - □右下肢（程度：□軽 □中 □重） □左下肢（程度：□軽 □中 □重）
  - □その他（部位：＿＿＿＿＿ 程度：□軽 □中 □重）
- □筋力の低下 （部位：＿＿＿＿＿＿＿＿＿＿ 程度：□軽 □中 □重）
- □関節の拘縮 （部位：＿＿＿＿＿＿＿＿＿＿ 程度：□軽 □中 □重）
- □関節の痛み （部位：＿＿＿＿＿＿＿＿＿＿ 程度：□軽 □中 □重）
- □失調・不随意運動 ・上肢 □右 □左 ・下肢 □右 □左 ・体幹 □右 □左
- □褥瘡 （部位：＿＿＿＿＿＿＿＿＿＿ 程度：□軽 □中 □重）
- □その他の皮膚疾患（部位：＿＿＿＿＿＿＿＿ 程度：□軽 □中 □重）

E

4．生活機能とサービスに関する意見

（1）移動

屋外歩行	□自立	□介助があればしている	□していない
車いすの使用	□用いていない	□主に自分で操作している	□主に他人が操作している
歩行補助具・装具の使用（複数選択可）	□用いていない	□屋外で使用	□屋内で使用

（2）栄養・食生活

食事行為	□自立ないし何とか自分で食べられる	□全面介助
現在の栄養状態	□良好	□不良

→ 栄養・食生活上の留意点 （＿＿＿＿＿＿＿＿＿＿＿＿＿＿）

（3）現在あるかまたは今後発生の可能性の高い状態とその対処方針
- □尿失禁 □転倒・骨折 □移動能力の低下 □褥瘡 □心肺機能の低下 □閉じこもり □意欲低下 □徘徊
- □低栄養 □摂食・嚥下機能低下 □脱水 □易感染性 □がん等による疼痛 □その他（＿＿＿）
- → 対処方針 （＿＿＿＿＿＿＿＿＿＿＿＿＿＿＿＿＿＿）

（4）サービス利用による生活機能の維持・改善の見通し
- □期待できる □期待できない □不明

（5）医学的管理の必要性（特に必要性の高いものには下線を引いて下さい。予防給付により提供されるサービスを含みます。）
- □訪問診療 □訪問看護 □訪問歯科診療 □訪問薬剤管理指導
- □訪問リハビリテーション □短期入所療養介護 □訪問歯科衛生指導 □訪問栄養食事指導
- □通所リハビリテーション □老人保健施設 □介護医療院 □その他の医療系サービス（＿＿＿）
- □特記すべき項目なし

（6）サービス提供時における医学的観点からの留意事項（該当するものを選択するとともに、具体的に記載）
- □血圧 （＿＿＿＿＿） □摂食 （＿＿＿＿＿） □嚥下 （＿＿＿）
- □移動 （＿＿＿＿＿） □運動 （＿＿＿＿＿） □その他 （＿＿＿）
- □特記すべき項目なし

（7）感染症の有無（有の場合は具体的に記入して下さい）
- □無 ┊ □有 （＿＿＿＿＿＿＿＿＿） □不明

F

5．特記すべき事項

要介護認定及び介護サービス計画作成時に必要な医学的なご意見等を見守りに影響を及ぼす疾病の状況等の留意点を含め記載して下さい。特に、介護に要する手間に影響を及ぼす事項について記載して下さい。なお、専門医等に別途意見を求めた場合はその内容、結果も記載して下さい。（情報提供書や障害者手帳の申請に用いる診断書等の写しを添付して頂いても結構です。）

（令和3年度改訂版）

G

図5 主治医意見書の様式（図4の続き）

　このとき，原則として「移動」にかかわる状態像に着目し，合わせて排泄・食事・着替えに着目して判定しましょう．認知症により指示を理解できず移動や食事を行うことができない場合であっても，**身体の状況のみに着目して判定します**．

（5）身体の状態（図5E）

　主治医意見書には医学的な運動・知覚機能の障害などを記載します．麻痺については，介護認定調査員は痛みがあって動かせない状態も麻痺と判定していることもあり，主治医意見書の記載と異なることがあります．日常生活に支障がないしびれ感のみでは麻痺なしと判定していることもあるため，主治医意見書の記載と異なることもあります．

F) 生活機能とサービスに関する意見（図5F）

屋外歩行の項目については，認知症などによる徘徊は，移動・外出の観点からは「（外出）していない」と考えましょう．その他，今後発生の可能性の高い状態などについてそれぞれ記載していきます．

G) 特記すべき事項（図5G）

さて，直接介護認定調査員が訪問して聞きとり調査をするにもかかわらず，主治医意見書が必要なのはなぜでしょうか？ それは，決まった項目をチェックして判定する一次判定に利用されるコンピュータのサンプルだけでは多様な状態を示す高齢者の介護の手間を判定することは困難であるからです．その人個別の事情を，主治医意見書，特に「**特記すべき事項**」に記載された介護の手間と頻度を参考にして介護度を判定します．**医学的な診断書とは異なりますので，どの程度介護に手間がかかるのか（頻度はどうか），ということを詳細に記載する必要があります．**「医療」と「介護」を結びつけるための記載が求められるとても重要なところですので，医療者以外の介護審査委員にも伝わるように意識して具体的にイメージしやすい形で意見書を記載するようにしましょう．

特記すべき事項には，生活機能と認知症の行動・心理症状（BPSD）を含む介護の「手間」「頻度」等を記載します．「手間」の例としては，「尿便失禁の回数」「家族を認識できない」「同じものを何度も買ってくる」「外出し道に迷う」「食事の介助に1時間かかる」など．「頻度」の例としては，「日中」「夜間」「24時間」「週に1回」など，具体的にイメージしやすいように記載しましょう．「歩けない」「寝たきり」のみなどの記載になってしまうと，歩けないことでどう介護に困っているのか？ 寝たきりでどう介護に困っているのか？ ということが伝わりません．

図6に主治医意見書の実例を示します．

> 🄕 **ここがポイント**
>
> 一見重要ではなさそうに，最後に余白のように用意されている「特記すべき事項」．この部分に具体的な介護の手間と頻度がわかるように記載することが重要です．

主治医意見書

記入日　令和4年9月2日

申請者	（ふりがな）ようど はなこ 羊土　花子 昭和25年1月1日　生(72歳)	男・**女**	〒100-0000 △△県□□市神田小川町 2-5-1 連絡先　000-000-0000

上記の申請者に関する意見は以下の通りです。

主治医として、本意見書が介護サービス計画作成等に利用されることに　☑同意する。　□同意しない。

医師氏名　山羊太郎

医療機関名　△△大学病院	電話　000-000-0000
医療機関所在地　△△県□□市北区鹿田町 2-5-1	FAX　000-000-0000

（1）最終診察日	令和4年9月1日
（2）意見書作成回数	☑初回　□2回目以上
（3）他科受診の有無	☑有　□無 （有の場合）→□内科　☑精神科　□外科　□整形外科　□脳神経外科　□皮膚科　□泌尿器科 □婦人科　□眼科　□耳鼻咽喉科　□リハビリテーション科　□歯科　□その他（　　　　　　　　　）

1．傷病に関する意見

（1）診断名（特定疾病または<u>生活機能低下の直接の原因となっている傷病名については1.に記入</u>）及び発症年月日

1．脳梗塞後遺症	発症年月日　（	令和3年10月1日　頃)
2．認知症	発症年月日　（	令和4年2月1日　頃)
3．心房細動	発症年月日　（	不詳　頃)

（2）症状としての安定性　　☑安定　□不安定　□不明

（「不安定」とした場合、具体的な状況を記入）

（3）生活機能低下の直接の原因となっている傷病または特定疾病の経過及び投薬内容を含む治療内容

〔最近（概ね6ヶ月以内）介護に影響のあったもの 及び 特定疾病についてはその診断の根拠等について記入〕

令和3年10月1日、心房細動を契機とした心原性脳梗塞を発症し、同日入院となり血栓溶解薬で治療が行われた。右不全麻痺と呂律困難が残ったためリハビリテーションを開始した。リハビリで軽度改善を認め、自己でベッドから車椅子への移乗が出来、トイレに移動して一人で行うことが出来るようになった。入浴は一人では困難なため介助が必要であった。呂律はやや困難だが意思疎通は可能で、他の入院患者さんともお話出来ていた。退院後、身体機能の低下から、徐々にやる気の低下があり、金銭管理や食事・服薬を忘れるなど認知機能の低下があり、レビー小体型認知症と診断され抗認知症薬が開始されている。また、心房細動のためワーファリン（抗凝固薬）を定期的に血液検査で用量調整しながら内服を続けている。

2．特別な医療　（過去14日間以内に受けた医療のすべてにチェック）

処置内容	□点滴の管理　□中心静脈栄養　□透析　□ストーマの処置　□酸素療法 □レスピレーター　□気管切開の処置　□疼痛の看護　□経管栄養
特別な対応	□モニター測定（血圧、心拍、酸素飽和度等）　□褥瘡の処置
失禁への対応	□カテーテル（コンドームカテーテル、留置カテーテル 等）

3．心身の状態に関する意見

（1）日常生活の自立度等について

・障害高齢者の日常生活自立度（寝たきり度）　　□自立　□J1　□J2　□A1　☑A2　□B1　□B2　□C1　□C2

・認知症高齢者の日常生活自立度　　□自立　□Ⅰ　□Ⅱa　☑Ⅱb　□Ⅲa　□Ⅲb　□Ⅳ　□M

（2）認知症の中核症状（認知症以外の疾患で同様の症状を認める場合を含む）

・短期記憶　　□問題なし　☑問題あり

・日常の意思決定を行うための認知能力　　□自立　☑いくらか困難　□見守りが必要　□判断できない

・自分の意思の伝達能力　　□伝えられる　☑いくらか困難　□具体的要求に限られる　□伝えられない

（3）認知症の行動・心理症状（BPSD）　（該当する項目全てチェック：認知症以外の疾患で同様の症状を認める場合を含む）

☑無　□有　→ □幻視・幻聴　□妄想　□昼夜逆転　□暴言　□暴行　□介護への抵抗　□徘徊
□火の不始末　□不潔行為　□異食行動　□性的問題行動　□その他（　　　　　　　　　　）

（4）その他の精神・神経症状

☑無　□有　症状名：　　　　　　　　　　　　　　〔専門医受診の有無 □有　（　　　　　　） □無〕

図6 ● 主治医意見書（実例，次ページに続く）

※症例は架空のものであり，この書類は本稿用に作成したものです．

（5）身体の状態

利き腕（☑右 □左）身長＝ 155 cm 体重＝ 55 kg（過去6ヶ月の体重の変化　□増加　☑維持　□減少）

□四肢欠損　（部位：＿＿＿＿＿＿＿＿＿＿＿＿＿＿＿）

☑麻痺　　☑右上肢（程度：□軽 ☑中 □重）　□左上肢（程度：□軽 □中 □重）

　　　　☑右下肢（程度：□軽 ☑中 □重）　□左下肢（程度：□軽 □中 □重）

　　　　□その他（部位：　　　　　程度：□軽 □中 □重）

☑筋力の低下　（部位：**右上下肢**　　　　　　　　　程度：☑軽 □中 □重）

□関節の拘縮　（部位：＿＿＿＿＿＿＿＿＿＿＿＿＿　程度：□軽 □中 □重）

□関節の痛み　（部位：＿＿＿＿＿＿＿＿＿＿＿＿＿　程度：□軽 □中 □重）

□失調・不随意運動　・上肢 □右 □左　・下肢 □右 □左　・体幹 □右 □左

□褥瘡　　（部位：＿＿＿＿＿＿＿＿＿＿＿＿＿　程度：□軽 □中 □重）

□その他の皮膚疾患（部位：＿＿＿＿＿＿＿＿＿　程度：□軽 □中 □重）

４．生活機能とサービスに関する意見

（1）移動

屋外歩行　　　　　　　　　　　□自立　　　□介助があればしている　☑していない

車いすの使用　　　　　　　　　□用いていない ☑主に自分で操作している □主に他人が操作している

歩行補助具・装具の使用（複数選択可）☑用いていない □屋外で使用　　　　□屋内で使用

（2）栄養・食生活

食事行為　　　　　　☑自立ないし何とか自分で食べられる　　□全面介助

現在の栄養状態　　　☑良好　　　　　　　　　　　　　　　　□不良

→　栄養・食生活上の留意点（　　　　　　　　　　　　　　　　　　　　）

（3）現在あるかまたは今後発生の可能性の高い状態とその対処方針

□尿失禁 ☑転倒・骨折 □移動能力の低下 □褥瘡 □心肺機能の低下 ☑閉じこもり ☑意欲低下 □徘徊

□低栄養 □摂食・嚥下機能低下 □脱水 □易感染性 □がん等による疼痛 □その他（　　　　）

→　対処方針　（　　　　　　　　　　　　　　　　　　　　　　　　　　　）

（4）サービス利用による生活機能の維持・改善の見通し

☑期待できる　　　　□期待できない　　　　□不明

（5）医学的管理の必要性（特に必要性の高いものには下線を引いて下さい。予防給付により提供されるサービスを含みます。）

□訪問診療　　　　　☑訪問看護　　　　　　□訪問歯科診療　　　☑訪問薬剤管理指導

☑訪問リハビリテーション □短期入所療養介護 □訪問歯科衛生指導 □訪問栄養食事指導

☑通所リハビリテーション □老人保健施設　　□介護医療院　　　□その他の医療系サービス（　　）

□特記すべき項目なし

（6）サービス提供時における医学的観点からの留意事項（該当するものを選択するとともに、具体的に記載）

☑血圧（　　服薬の管理　　）□摂食（　　　　　　　）□嚥下（　　　　　　）

☑移動（　　車椅子の使用　　）□運動（　　　　　　　）□その他（　　　　　）

□特記すべき項目なし

（7）感染症の有無（有の場合は具体的に記入して下さい）

☑無 ┊ □有（　　　　　　　　　　　　　　　）　　　□不明

５．特記すべき事項

　要介護認定及び介護サービス計画作成時に必要な医学的なご意見等を見守りに影響を及ぼす疾病の状況等の留意点を含め記載して下さい。特に、介護に要する手間に影響を及ぼす事項について記載して下さい。なお、専門医等に別途意見を求めた場合はその内容、結果も記載して下さい。（情報提供書や障害者手帳の申請に用いる診断書等の写しを添付して頂いても結構です。）

2022年9月15日に施行した長谷川式簡易知能評価スケールでは16/30点と中等度の認知機能低下を認めている。キーパーソンの長男と2人暮らしをしている。日中，食事や服薬を忘れることが週に1〜2回ほどあり，それ以降在宅で仕事をしている長男が食事や服薬の管理をしている。日中に財布をなくした，食事を盗られたなど大声で叫ぶことが週に1回ほど認められ，声をかけて30分ほどかけてゆっくり説明することで落ち着きを取り戻す状況である。夜間就寝中には，車椅子への移動がおぼつかないことがあり，夜間に転倒の危険性があるほか，就寝中の3回のトイレ時に長男の介助を必要としており，1回あたり20分程度を要している。長男の介護負担軽減および，本人の身体機能維持などのため，週3〜5回程度のデイサービスやリハビリテーションの必要性があると考えられる。それでも困難である場合にはショートステイなども考慮される。また，ポータブルトイレや玄関への手すりなどの器具の導入が必要と考えられる。月2回〜週1回程度，バイタルサインの確認や服薬管理のため訪問看護の必要性もあると考えられる。

（令和3年度改訂版）

図6　主治医意見書（実例，続き）
※症例は架空のものであり、この書類は本稿用に作成したものです．

おわりに

　介護保険の主治医意見書は，「医療」と「介護」の橋渡しになる，介護認定の際に大切になる書類です．患者さんの困っていることに個々に対応するために，介護にどう困っているのかについて具体的に記載することの重要性をおわかりいただけたかと思います．はじめて介護申請をして，介護を受けることになる患者さんやそのご家族もきっと不安でいっぱいだと思います．主治医としてしっかりと患者さんやご家族と良好な関係を築いていただき，書類の読み手に伝わるような主治医意見書を心掛けていただけると幸いです．

引用文献

1）厚生労働省：令和2年度 介護保険事業状況報告（年報）.
　　https://www.mhlw.go.jp/topics/kaigo/osirase/jigyo/20/index.html
2）厚生労働省：特定疾病の選定基準の考え方.
　　https://www.mhlw.go.jp/topics/kaigo/nintei/gaiyo3.html
3）厚生労働省老人保健課：要介護認定の仕組みと手順.
　　https://www.mhlw.go.jp/file/05-Shingikai-11901000-Koyoukintoujidoukateikyoku-Soumu-ka/0000126240.pdf
4）厚生労働省：障害高齢者の日常生活自立度（寝たきり度）.
　　https://www.mhlw.go.jp/file/06-Seisakujouhou-12300000-Roukenkyoku/0000077382.pdf
5）厚生労働省：認知症高齢者の日常生活自立度.
　　https://www.mhlw.go.jp/topics/2013/02/dl/tp0215-11-11d.pdf
6）「たんぽぽ先生の在宅報酬算定マニュアル 第6版」（永井康徳/著），日経BP，2020
7）「介護認定 この問診票があれば主治医意見書が書ける」（上原従正/監，乙訓医師会/編），金芳堂，2006
8）三菱UFJリサーチ＆コンサルティング：要介護認定における主治医意見書の実態把握と地域差の要因分析に関する調査研究事業報告書. 2016
　　https://www.mhlw.go.jp/file/06-Seisakujouhou-12300000-Roukenkyoku/0000136671.pdf

Profile

大村大輔（Daisuke Omura）

岡山大学病院 総合内科・総合診療科
日本プライマリ・ケア連合学会認定家庭医療専門医.
大学病院で臨床・研究の傍ら，医学生・初期研修医・総合診療プログラムの専攻医に家庭医療学について指導しています．家庭医療は，地域医療や離島医療などだけでなく，都市部でも活躍する奥が深くら非常に面白い分野です．介護保険主治医意見書の書き方をはじめ，これを機に家庭医療学のいろはに触れていただければ非常に嬉しく思います．

曽我圭司（Keiji Soga）

岡山大学病院 総合内科・総合診療科
「神は細部に宿る」と言います．なにごとも1つ1つの丁寧な「振る舞い」が大切です．少しでもこの特集が現場でお役に立つことを願います．

死亡診断書（死体検案書）

三浦雅布, 谷口　香, 宮石　智

①死亡診断書を作成できるのは，診療継続中の患者が診療継続中の疾病による死亡の場合に限る．死体検案書はすべての場合に作成できる

②死亡の原因第Ⅰ欄は，直接死因から因果関係を辿って原死因まで記入する

③死因の種類は原死因に基づいて判断する

④死亡確認時刻は死亡時刻ではない

⑤届出義務の有無は異状の有無で決まる

はじめに

　　死亡診断書（死体検案書）（以下，「書類」と記載します）は，亡くなった方のすべての権利・義務の消失にかかわる重要なものです．また，それによって相続が開始され，記載内容によって生命保険金の給付額が変わるなど遺族にとっても重要です．何らかの紛議が発生すると，法律上の証拠になることもある書類です．そのような書類について，医師は正当な事由がない限り交付を拒否できませんので（医師法第19条），記載される医学的判断のみならず，記載のしかたに不備がないよう作成しなければなりません．

　　本稿では，書類の作成例を提示しながら，書き方の全体像がわかるようにしました．内容に関するポイントを黄色の吹き出しに，形式的な注意点を青色の吹き出しに書き込んでいます．形式的な注意点は本文では言及できませんでしたが，ここで身につけてください．

1 「死亡の原因」と「死因の種類」について 〜主治医として診ている入院患者の例で考える

まず，「死亡の原因」と「死因の種類」について，次のような模擬症例で考えてみます.

[症例] 90歳女性. 60歳頃から高血圧，また加齢にしたがってうっ血性心不全が進行. 約5年前に左視床出血，その後在宅で療養中も約3カ月前から嚥下機能の低下が顕著となり，約2週間前に高熱と咳嗽を主訴に来院. 嚥下性肺炎の診断で入院治療としたが，敗血症を併発して死亡した.

この症例で，解剖結果も反映させた書類作成例を図1左に示します. これは理解しやすい例ですが，「死亡の原因」第Ⅰ欄では，直接死因から医学的因果関係を逆に辿り，それ以上辿れない傷病まで記載します. それ以上の因果関係を辿れなくなった最後の傷病を原死因といいます. 因果関係を辿るときに危険因子や誘因は，原因からはっきり区別することが大切です. 高血圧は視床出血の危険因子ですが原因とはいえないので，提示症例の原死因は視床出血です.「死亡の原因」第Ⅰ欄は，直接死因からの因果関係を（ア）〜（エ）の4段階で順次記載する様式になっていますが，直接死因からその原因を辿れない場合は（ア）だけの記載になり，4段階以上辿れる場合は，それらをすべて（エ）に記載します.

入院中の死亡，作成は診断書，直接死因は敗血症などの要件は全く同じで，死亡に至る病態推移も酷似していますが，傷病としては視床出血と頸椎損傷とが異なる場合を図1右に示しています.「死因の種類」は原死因によって決定すると決められていますから，図1右のような場合に「1病死および自然死」を選択してはいけません. 死因統計を誤らせるだけではなく，生命保険金の受給において遺族に不利益をもたらすことも起こりえます. 原死因における内因と外因の違いはきわめて重要です.

ここで，「死因の種類」欄における1〜12番について解説を加えます.「死因の種類」は，内因死，外因死，および内因死か外因死か判別できない死の3つに大別でき，内因死には1番（病死および自然死），内因死か外因死か判別できない死には12番（不詳の死）が付与されています. 外因死には2〜11番の10通りがあり，これらは，まず不慮と不慮ではないとの2つに区分されます. 不慮の外因死の場合にはさらに2〜8番のいずれかに分類することが求められています. 不慮ではない外因死は，9番（自殺），10番（他殺），および11番（自殺とも他殺とも不慮とも判断ができない場合）のいずれかに分類します. 言葉としての「その他」は2カ所，「不詳」は3カ所で使われていますので，混乱しないようにします.

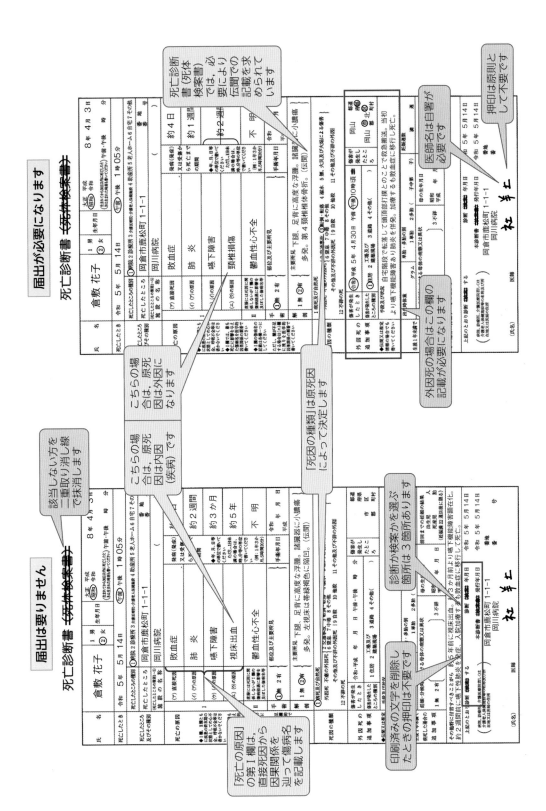

図1　死亡診断書（死体検案書）作成のポイント① ～「死亡の原因」と「死因の種類」の考え方を中心に

2 死後診察と死亡時刻について
～救急搬送された在宅で診ている患者の例で考える

次に，死後診察と死亡時刻について，定期往診をしていた末期肺癌患者の容態が自宅で急変，心肺停止で救急搬送されてきたが蘇生不可能と判断したうえで死体の外表観察を行い，死因を肺癌と判断したという症例を想定して説明します.

生きている人では死亡を診断して死亡診断書，死亡している人では死体を検案して死体検案書，と理解するのはわかりやすいところですが，医師法第20条但書の解釈に関する厚生労働省（厚生省）の通知に，死亡している患者を死後に診察して死亡診断書を交付するという行為が説明されています[1, 2]．この通知を上記の例に当てはめると，患者を死後に診察して肺癌が原因で死亡していたと判断できれば，**図2左**のような死亡診断書を作成できます.

このような死亡診断書では，「死亡したとき」欄の記載に注意が必要です. 蘇生不可能という判断をした時刻は死亡を確認した時刻ということになりますが，この判断は死亡している，心肺機能の不可逆的な停止は過去において成立しているという判断です. すなわち，個体死は過去において成立していますから，蘇生不可能という判断をした時刻は死亡時刻ではありません. 死亡確認時刻を「死亡したとき」欄に記載する誤りはしばしば見受けられますが，両者は全く別のもので峻別が求められます. 死亡時刻は医学上の診断事項に当たりますので，「死亡したとき」欄に記載するにあたっては，死後変化に基づいて医学的に推定するのが基本になりますが，諸状況を勘案することもできます. また，死後診察は病院で行っても死亡の場所は自宅となります.

一方，末期肺癌であっても突然死亡することは想定し難い病状で，急変とは胸内苦悶のことで，死体に急死所見がはっきりしていたら，これは死因は肺癌ではない可能性が相応に高い状況といえます. このような場合に死後診察を行って，死因は肺癌ではないと考えたときは，改めて死体検案を行ったうえで死体検案書を作成しなければなりません[1, 2]．肺癌と診断しかけた死因を急性心筋梗塞に訂正した場合を，**図2右**に例示しました. はじめから死体検案を行って死体検案書を作成することは何の問題もなく，シンプルな対応といえます. いわゆる24時間規程と呼ばれる医師法20条但書がありますが，これは診療継続中の患者が死亡し，その患者の死亡診断書を作成する場合で，死因がその患者の診療継続中の疾病であった，かつ最終診察から24時間以内の死亡の場合という多くの条件を満たしたときの例外規程ですから，死後診察ではなくはじめから死体検案を行って死体検案書を作成することは，この但書に振り回されることもなく勧められます. なお，肺癌の死亡診断書の場合でも，急性心筋梗塞の死体検案書の場合でも，届出義務は発生しません. 届出義務については次項で少し詳しく言及します.

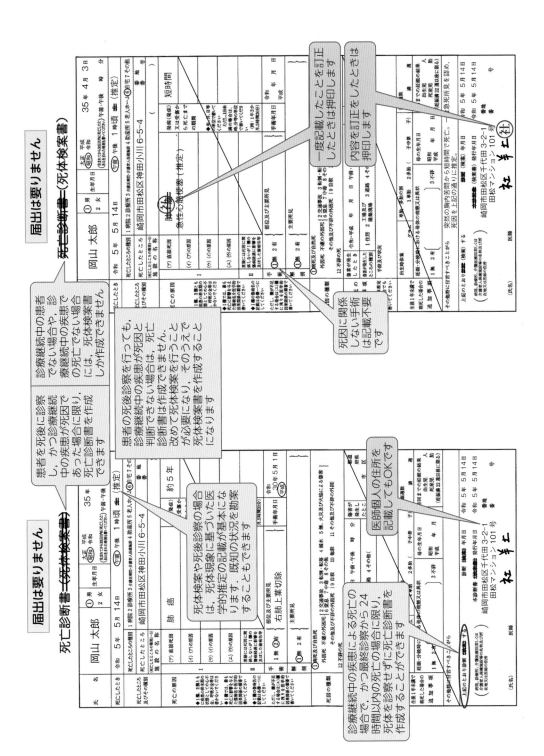

図2 死亡診断書（死体検案書）作成のポイント② ～死後診察と死亡時刻を巡る注意点を中心に

3 書類の選択と届出義務について ～救急外来での初診患者の例で考える

最後に，書類の選択と届出義務について説明します．ある人が突然の胸内苦悶を訴え，救急車到着時点ではCPA，病院まで搬送されて一旦心拍が再開したが，最終的に死亡したという症例を想定してみます．

蘇生により心拍が再開した場合は，診療がはじまっていると解することができますし，実際診療中に死亡を診断することになりますから，死亡診断書を作成することができます．発症態様に加えて，外傷はない，典型的な急死所見がある，死後画像診断で冠動脈狭窄が確認される，糖尿病の病歴が判明した等々の状況があって，病死であることに疑いはなく，死因を急性心筋梗塞と推定した場合は，**図3左**のような書類を作成することになります．動脈硬化は糖尿病の合併症として重要ですが，糖尿病でなくても起こりえますので，両者は原因と結果の関係とはいえません．よって糖尿病は，因果関係で記載する第Ⅰ欄ではなく，第Ⅱ欄に記載する方が適切です．

このような症例では心拍が再開しない場合も考えられます．蘇生をはじめていても，心肺機能の不可逆的停止になった時点で個体死は成立しているので，心拍が再開しなかった場合は診療継続中の患者に該当せず，死体検案書を作成することになります．また，心拍が再開しなかった場合には，蘇生を中止した時刻ではなく，医学的に推定した死亡時刻を「死亡したとき」欄に記載するのも前項**2**で説明した通りです．

臨床経過は上記と同じでも，病歴は不明で，死後画像診断で特記すべき所見を見出せなかったが，頭部に打撲の痕跡を認めたような場合は，死因は不明，内因死と外因死の別も不明と判断することになるでしょう．そのような場合の死体検案書の作成例を**図3右**に示します．この場合は死亡の原因も不明なら死因の種類も不詳ですから，異状死体の届出義務が発生します．仮に心拍が再開して死亡診断書で対応した場合も届出をします．

ここで，異状死体の届出が必要になる場合について説明を加えます．異状死体の届出義務は医師法第21条に書かれています．医師法が届出を義務づけているのは，「異状があると認めたとき」です．死亡診断書か死体検案書かという作成書類の違いも，犯罪であるか否かも，届出要件とは何の関係もありません．異状があると認められる死体，すなわち異状死体とは，「明らかな病死以外のすべての死体」といえます．異状の概念については，日本法医学会の示す「異状死ガイドライン」を参照してください[3]．このガイドラインには賛否両論があり，届出義務の有無を犯罪性の有無に求める誤解もしばしばありますが，そもそも医師は犯罪捜査官ではありませんから，これは当を得ていません．明らかな病死という医学的判断のときだけが，届出義務が免除されていると考えるとわかりやすくなると思います．診療継続中の患者が全く予期せず死亡して訴訟に発展した場合は，患者側は医療側の隠蔽に強い嫌疑を掛けていることが多く，無用の濡れ衣を着せられたりしないためにも，ガイドラインに従って異状を判断することが推奨されます．なお，法律には死体等

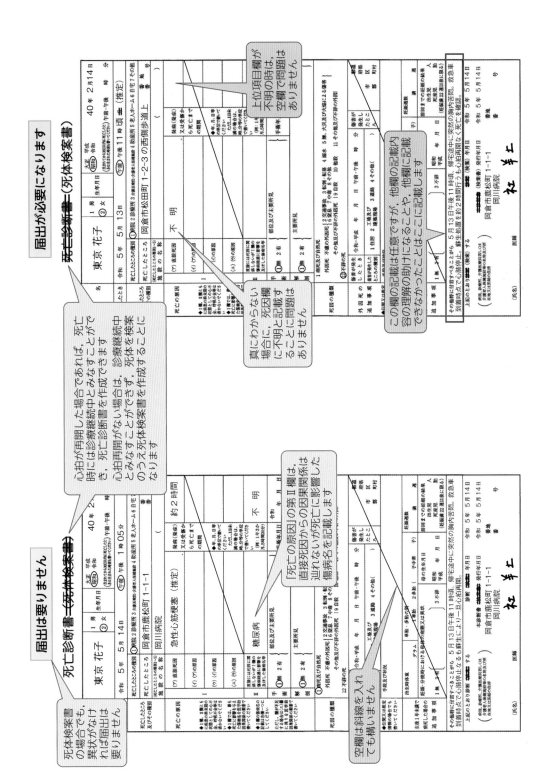

図3 死亡診断書（死体検案書）作成のポイント③ ～書類の選択と届出義務との関係を中心に

を「検案して…」と書かれていますが，立法の趣旨からいえば，死亡を診断した場合でも，異状があれば届出義務が発生すると考えてください．

おわりに

　死亡診断書（死体検案書）の書き方の基本を概説しました．触れられなかったところもありますので，所轄官庁が系統的に解説した「死亡診断書（死体検案書）記入マニュアル」[4]を参照して，遺漏のない書類の作成に努めてください．

引用文献

1）厚生労働省：医師法第20条ただし書の適切な運用について（通知）. 2012
　https://www.mhlw.go.jp/web/t_doc?dataId=00tb8648&dataType=1&pageNo=1

2）厚生労働省：医師法第二十条但書に関する件. 1949
　https://www.mhlw.go.jp/web/t_doc?dataId=00ta0953&dataType=1&pageNo=1

3）日本法医学会：異状死ガイドライン. 1994
　http://www.jslm.jp/public/guidelines.html#guidelines

4）厚生労働省 医政局 政策統括官（統計・情報政策，労使関係担当）：令和5年度版死亡診断書（死体検案書）記入マニュアル. 2023
　https://www.mhlw.go.jp/toukei/manual/

Profile

三浦雅布（Masanobu Miura）

川崎医科大学法医学教室 准教授，岡山大学法医学分野 非常勤講師
研修医の先生方が迷いやすい擬似症例を提示したつもりですが，実際の現場では，もっとさまざまなシチュエーションの死亡事例を経験することかと思います．わからないときや困ったときには気軽に三浦まで（→masanobu@med.kawasaki-m.ac.jp）尋ねてもらって結構です．

谷口　香（Kaori Taniguchi）

岡山大学法医学分野 助教
死亡診断書（死体検案書）は故人の最期を証明する重要な書類です．ご遺族は何度も見返されますし，死因統計はこれによって決まります．本稿があらためて復習するよい機会になればと思います．

宮石　智（Satoru Miyaishi）

岡山大学法医学分野 教授
法医学とは何か，なぜ法医学を学ぶのか，それをすべての医師に理解してもらいたいと願っています．

手技のカルテ記載

礒田 翔，橋本忠幸

① 手法だけでなく，手技の適応・禁忌，生じうる合併症なども含めて理解しておく
② さまざまな手技があるが，共通する一定の型に則って記載する

はじめに

　手技の記録は，手技自体が正確に行われていたかを証明する記載となり，万一合併症を発症した際に術者の正当性を担保する記録となります．また，手技記録の質は合併症発症時の対応の質にも影響を与えるとされています[1]．手技のカルテ記載に関するトレーニングを受ける機会は多くなく，そういった機会が少ない研修医の記録には不備が多いとされています[2]．ここで記載の型を学ぶことで記載内容の質を向上させていきましょう．

1 手技記録の型

　カルテの手技記録は下記の"型"に則って記載します．

【型の内容】
□ 日付と所要時間　　　　　　□ 同意
□ 手技名　　　　　　　　　　□ 処置の内容
□ 適応　　　　　　　　　　　□ 合併症
□ 禁忌　　　　　　　　　　　□ 出血量
□ 実施者名　　　　　　　　　□ 処置後の注意点，予定

① 日付と所要時間

処置後すぐにカルテ記載する場合でも，処置を行った時刻と要した時間は記載しましょう．合併症を発症した際に，処置からの経過時間が合併症の病態把握の参考となることもあります（例：中心静脈カテーテル挿入の合併症には早期と遅発性があります）．

② 適応

適応がない手技は侵襲性の観点から行うべきではありません．また，たとえ適応があったとしても，リスクが上回る場合は行うべきではありません．手技が行えない場合に代替となる対応についても知っておきましょう．適応の記載は簡潔に1行程度でも構いません．

③ 禁忌

すべての禁忌がないことを確認した旨を明示する必要はありませんが，代表的なものについては記載しましょう．禁忌には処置を行う部位の感染や出血傾向がないことなどを記載します．

④ 実施者名

実施者だけでなく，指導者名も記載すると医療安全上よいでしょう．

⑤ 同意

患者と疎通がとれず，家族も連絡がとれないなどの緊急事態を除き，患者もしくは家族から同意を得たことを記載しましょう．書面での同意を得ることが望ましいですが，同意を得る相手が遠方にいる場合など，書面で同意を得られなかった場合も，その旨を記載しましょう．

⑥ 処置の内容

手技の内容以外にも下記の点についても記載します．

- □ 患者の体位
- □ 清潔操作の有無
- □ 使用した薬剤の種類・投与経路・総投与量
- □ 器具（例：縫合糸の種類）

⑦ 合併症

各手技において合併症評価に必要な検査を理解しておきましょう．手技後すみやかに適切な合併症評価を行い，問題点や合併症の有無とその対応についても記載しましょう．

⑧ 処置後の注意点，予定

処置後に注意点（腰椎穿刺後の安静時間）や予定（創傷処置を行った外来通院患者の次の受診予定）がある場合は記載しましょう．

・日付と時間：<u>XX年YY日　●●時●●分</u>
・手技名：中心静脈カテーテル挿入／透析カテーテル
・適応：末梢ルートより投与できない薬物の投与目的／末梢ルート確保困難
・禁忌：穿刺部に感染徴候なし、貧血や凝固異常なし
・実施者名：＿＿＿＿＿＿＿＿＿＿
・同意：患者／家族より口頭／文章で取得／緊急対応のため同意未取得
・処置の内容
　　患者は 仰臥位／逆Trendelenburg位。 右／左内頸／鎖骨下／鼠径静脈 付近にイソジンで2回消毒のうえ、1％キシロカイン5 cc 浸潤麻酔施行。18／20 G の本穿刺針を同部位より挿入のうえ、暗赤色の逆血を確認した。ガイドワイヤーを挿入し、15 cm 以上スムーズに通過したことを確認したうえで本穿刺針を抜去。穿刺部位を軽く圧迫しながらダイレーターをガイドワイヤーに沿って入れた。カッターで1 cm 程度の切り込みを入れてダイレーターを挿入した。特に抵抗なし。その後ダイレーターを抜去し、穿刺部位を再度圧迫のうえ、中心静脈カテーテルを同様の手順で挿入した。ガイドワイヤーがカテーテルの末端から出たことを確認したうえで、ガイドワイヤーを固定しながらカテーテルを＿＿＿cmの部位まで挿入した。ガイドワイヤーをその後抜去している。モニター上、明らかな不整脈なし。その後、皮膚に針と糸（糸の種類）で2カ所を固定している。手技中はエコーガイド下で 行った／行っていない。胸部X線上、明らかな気胸像は認めず、カテーテルの先端が気管分岐部の位置にあることを確認した。
・合併症：なし／気胸／血腫
・出血量：＿＿＿cc
・処置後の注意点、予定：＿＿＿＿＿＿＿＿＿＿＿＿＿＿＿

図1 **中心静脈カテーテル・透析カテーテルの手技記録の例**
状況に合わせて＿＿＿は数値等を記入，▨▨▨ は必要なものを残す．
文献4をもとに作成．

2 実際の記録例

　　代表的な手技について，これまで紹介した型に沿った記録を例示します（図1，2）．

■ おわりに

　　例を参考にテンプレートを作成し利用してもよいかもしれません．施設によっては電子カルテ内にテンプレートが用意されている場合もあります．テンプレートがなくても，電子カルテのセット登録機能があれば，自身でテンプレートとして記載し登録しておくことで，記載に要する時間を節約でき，記載漏れなどが減り記録の質が上がるといわれています[3]．また手技施行前にテンプレートを確認することで，準備の不備が減るなどチェックリストとしても使用することができます．

- 日付と時間：<u>XX 年 YY 日</u>　●●時●●分
- 手技名：腰椎穿刺
- 適応：髄膜炎疑い／くも膜下出血／悪性腫瘍／Guillain-Barré 症候群の精査
- 禁忌：穿刺部に感染徴候なし、貧血や凝固異常なし
- 実施者名：＿＿＿＿＿＿＿＿＿
- 同意：患者／家族 より 口頭／文章 で取得
- 処置の内容

　　患者は 左／右側 臥位。ヤコビー線を確認し、L4以下からのアプローチを行った。脊椎の触診を行い、穿刺部位を同定した。26 G 針を使用して 1 % キシロカインを 5 cc 使用して浸潤麻酔を行った。続いて 22 G 針での本穿刺を施行。穿刺針を進めている際に抵抗感が消失したところを確認し、内筒を抜去。脊髄液の流出を確認したうえで、同部位で穿刺針を固定した。初圧を確認後、精査目的の髄液を計＿＿cc採取した。採取後に終圧を確認し、内筒を挿入のうえ、穿刺針を抜去した。その後1、2分穿刺部位をガーゼで圧迫し、絆創膏貼付のうえ手技を終了した。手技中、明らかな下肢の疼痛、しびれ、筋力低下は認めていない。

- 髄液外観：無色透明／キサントクロミー陽性／膿状
- 初圧：＿＿cmH2O、終圧：＿＿cmH2O
- 合併症：なし／下半身の麻痺／しびれ／穿刺部の血腫
- 出血量：＿＿cc
- 処置後の注意点、予定：手技終了してから＿＿時間はベッド上安静を指示した。

図2 腰椎穿刺の手技記録の例
状況に合わせて＿＿＿は数値等を記入，▨▨▨ は必要なものを残す.
文献4をもとに作成.

引用文献

1）Din R, et al：The use of an aide-memoire to improve the quality of operation notes in an orthopaedic unit. Ann R Coll Surg Engl, 83：319-320, 2001（PMID：11806555）

2）Novitsky YW, et al：Prospective, blinded evaluation of accuracy of operative reports dictated by surgical residents. Am Surg, 71：627-631; discussion 631, 2005（PMID：16217943）

3）Gillman LM, et al：Resident training and the dictated operative report: a national perspective. Can J Surg, 53：246-250, 2010（PMID：20646398）

4）「総合内科病棟マニュアル 病棟業務の基礎」（筒泉貴彦，他／編），p74, p76, メディカル・サイエンス・インターナショナル，2021

5）Heighton J：How to Write a Procedure Note. 2020 https://canadiem.org/how-to-write-a-procedure-note/（2022年12月閲覧）

Profile

礒田　翔（Sho Isoda）
大阪医科薬科大学病院 総合診療科
アカデミックで教育的な雰囲気があふれる総合診療科で，橋本先生の熱意溢れる指導の下，診断に強いホスピタリストをめざして後期研修中です．診断困難症例は難しいですが，毎日が刺激的で日々楽しく学んでいます．

橋本忠幸（Tadayuki Hashimoto）
大阪医科薬科大学病院 総合診療科
2022年から大阪医科薬科大学に移動し，大学での総合診療や医学教育を楽しんでおります．今後も学生や研修医，専攻医らと楽しく，ときに厳しく勉強していきたいと思っています．

病状説明の記録

西信俊宏, 志水太郎

① 病状説明方法には shared decision making（SDM）がある
② 最低限の記載項目は押さえておく必要がある
③ 多職種で供覧することも考慮した内容が必要である

はじめに

　医師となってから，必ず行う行為として「病状説明」があります．ただ，その具体的な内容として何をどこまで記載をすべきなのかなど，悩まれることはなかったでしょうか？本稿ではその"記録方法"について，簡単に記載させていただきます．

1 病状説明について：インフォームド・コンセントとSDM

　病状説明するときの考え方としてインフォームド・コンセントという考え方があります．それは医療法第1条の4 第2項には「医師，歯科医師，薬剤師，看護師その他の医療の担い手は，医療を提供するに当たり，適切な説明を行い，医療を受ける者の理解を得るように努めなければならない」と規定されています[1]．実際には，患者にメリット／デメリットを含めた正しい情報を提供し，患者自身に診療方法を選択していただくように話し合います．ただこの方法では患者自身の価値観，社会的背景，宗教感，信念／思いなどの情報および，性格や心理状態などが考慮されづらいことが多いと考えられます．そのため，前述の内容を踏まえた病状説明を行うために共有意思決定といわれる shared decision making（SDM）を用いることがあります．この考え方は，説明者が患者に対して，正確に診療情報を説明し，患者が自身の社会的背景や価値観に基づいた治療の選択ができるように支援

する方法です[2]．この方法により患者自身が自身の疾患の治療に関して，積極的に関与していると感じることが多くなり，精神的安定感を得ることができると報告があります[3]．

このような方法をもとに適切な病状説明を行った後に病状の記録を行います．

2 何を書くのか

1) どう使うのか，誰が読むのか，を考えよう

私たちが診察を行い記録しているものを「診療録」と呼びます[4]．「医師法施行規則」には表1のように記載すべき項目が記されています[5]．また「診療情報の提供等に関する指針の策定について」[6] では，表2のような事項について丁寧に説明するように記載されています．ただしその内容の程度について記載はありません．どの程度詳細に記録するかは，この記録をどのように使用するかによります．病状説明の記録は説明内容を複数医師，多職種，状況によっては患者，家族とも共有することになる場合も多いと思います．昨今の電子カルテの導入の普及に伴い共有することは比較的容易です．そのため，後ほど読み返して理解できる文字で必要な専門用語を用いる必要がありますが，略語などはできるだけ避けることがよいかもしれません．

表1 診療録への記載事項[5]

① 診療を受けた者の住所，氏名，性別および年齢
② 病名および主要症状
③ 治療方法（処方および処置）
④ 診療の年月日

表2 患者に対して説明すべき事項[6]

① 現在の症状および診断病名
② 予後
③ 処置および治療の方針
④ 処方する薬剤について，薬剤名，服用方法，効能および特に注意を要する副作用
⑤ 代替的治療法がある場合には，その内容および利害損失（患者が負担すべき費用が大きく異なる場合には，それぞれの場合の費用を含む）
⑥ 手術や侵襲的な検査を行う場合には，その概要（執刀者および助手の名前を含む），危険性，実施しない場合の危険性および合併症の有無
⑦ 治療目的以外に臨床試験や研究などのほかの目的も有する場合には，これを尊重しなければならない
　・医療従事者は，患者が「知らないでいたい希望」を表明した場合には，これを尊重しなければならない
　・患者が未成年者等で判断能力がない場合には，診療中の診療情報の提供は親権者等に対してなされなければならない

2) 要点をおさえて記載しよう

また，すべての説明内容を一言一句記載することはその記載に時間もかかり現実的ではありません．ある報告では時間外の電子カルテの使用時間が医師の燃え尽き症候群の一因になりえるかもしれないといわれていますので，**ある程度要点をまとめ記載することが望ましいと考えます**[7]．例えば，中心静脈カテーテル挿入などある程度手順が一定している処置や手書きで図示する方が伝わりやすいと思われる場合は病状説明用紙を用い説明することで，正確にまた記録に要する時間を短縮できると思います．電子カルテであれば，使用頻度の高い文言や事項は定型文として記録しておくこともよいと思われます．

3) 説明時の状況も記録しよう

またできれば，説明時の環境や心情なども記載しておくと，より状況が伝わる記録になることが多いと思います．環境としては，**予定していたものか緊急に行われたものか，病室なのか救急外来のような場所であったのか，本人の参加も含め誰が参加しているのかは重要**だと考えます．本人も参加のうえの話であったのか，または家族やそれに準ずる方が参加していたのか，多職種がかかわっている場合なども可能な限りで参加者を記載しておくことで，誰とどこまでの共通認識をもっているかが判りやすいことが多いです．さらに，同じ説明を受けても人によって気になっている事柄や理解のしかたは異なるため，そのときに誰からどのような質問があったか，またそのときの表情や話し方などを簡潔にでも記載しておくと，次からの説明はより個別化することできることが多いです．私は電話での説明のときも，ごく簡単にですが相手の声のトーンや反応などを記載するようにしています．ただし，**非言語的な状況を文章にする場合，ある程度の主観も入ることが多く，記載後にはバイアスが掛かっていないかを意識して確認する**ようにしています．複数のスタッフで共有する情報ですので，自身の記載が次の読み手に良くも悪くも先入観をもたれてしまうことは意識しておく必要があると思います．

> **ここがポイント**
> ・多職種や患者家族も読む可能性を考えて記載するとよい
> ・一語一句記録する必要はない．要点のみを記載する．処置などに関する説明用紙や記録の定型文を準備しておくのも時間短縮になる
> ・説明時の場所や参加者などそのときの環境，表情や声のトーンなど心情にかかわることも記録しておくと状況の伝わりやすい記録になる

病状説明記録の例を図に示します．

説明相手：○○さん
　　　　　ご家族（妻：□□さん、息子；△△さん）
参加者：主治医（説明者）、研修医（説明者）、病棟看護師、医療ソーシャルワーカー
場所：病棟の説明室
内容：肺炎治療の入院経過について

・中等症の肺炎のため入院し、アンピシリンという抗菌薬の点滴を1日4回行い2日目
　で発熱と呼吸状態は改善し食欲も戻ってきました。喀痰検査からはペニシリンとい
　う抗菌薬で治療可能であったので、トータル5日間で治療を行い昨日点滴を終了しま
　した。
・入院時に説明していた状態悪化も起こすことはなかったので、事前に説明していた
　CT検査や集中治療室への移動もしておりません。
・現在は少し咳がありますが、退院可能な状態になりました。退院後は可能でしたら1
　週間後に外来においでください。

妻：ありがとうございます。退院後に気を付けることはありますか？

・数日間ベッドの上で過ごす時間も増えたため軽度下肢筋力低下を認めておりますの
　で、ふらつきや転倒にご注意ください。また咳嗽により寝れない場合や嘔吐してし
　まうなどお困りの場合はご連絡ください。

上記内容を説明した。
本人、妻、息子ともに頷きながら、穏やかにお話を聞かれていた。妻から本人、息子
に質問事項の有無を尋ねられていたが、特に質問はなかった。

図　病状説明記録の記載の1例
電子カルテ使用時は年齢や性別、年月日がわかる場合があり、例では記載していない。また口語体で書
くか、箇条書きで書くかは、勤務先によるので確認しておく。

■ おわりに

　　病状説明の記録について簡単に述べさせていただきました．**大事なのは，複数のアプロー
チで相手に内容が伝わり，かつポイントを押さえた記録ができていることです．**今回はそ
の記載の注意点と一例を記載いたしましたが，日々ご自身および環境に合った形でアップ
デートをしていただければよいと思います．

引用文献

1）医療法（昭和 23 年 7 月 30 日法律第 205 号）第 1 条の 4

2）Florin J, et al：Clinical decision-making: predictors of patient participation in nursing care. J Clin Nurs, 17：2935-2944, 2008（PMID：19034992）

3）Laur A：Patients' responsibilities for their health. Med Leg J, 81：119-123, 2013（PMID：24057310）

4）医師法（昭和 23 年 7 月 30 日法律第 201 号）第 24 条

5）医師法施行規則（昭和 23 年厚生省令第 47 号）第 21 条

6）厚生労働省：診療情報の提供等に関する指針の策定について〔医師法〕．2003

7）Adler-Milstein J, et al：Electronic health records and burnout: Time spent on the electronic health record after hours and message volume associated with exhaustion but not with cynicism among primary care clinicians. J Am Med Inform Assoc, 27：531-538, 2020（PMID：32016375）

Profile

西信俊宏（Toshihiro Nishinobu）

医療法人社団慈風会 在宅診療敬二郎クリニック
在宅診療中心に病院総合診療も勉強させていただいております．病状説明記録の作成は外来・在宅・救急・病棟あらゆる状況で必須のスキルです．ぜひ自分の型ができるよう，一度じっくり勉強してみてください．

志水太郎（Taro Shimizu）

獨協医科大学病院 総合診療科
病状説明の記録＝患者さんへの説明＝治療＝診断くらい大事です．きちんとマスターしましょう！

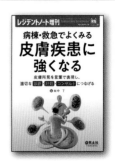

Column ❶

処方箋で用いる略語，
処方箋の裏技と基本知識

徳増一樹

❶ 手書きの処方箋で用いられる略語

　研修医Yさんは本日，外来研修です．指導医から，原因不明の頭痛の患者さんを割り当てられました．かかりつけ医からの紹介です．紹介状を読んでみると，いまどき珍しくなった手書き紹介状でした．そのなかには，今までに処方したさまざまな薬が記載されており，

> ・トリプタノール（25）1T vds
> ・ロキソプロフェン（60）3T t.i.d. n.

　研修医Yさんは頭のなかで？？？が浮かびました．なんだこの記号は…．

　薬剤師Zさんに聞いたところ「1T vds は眠前に1錠内服，3T t.i.d. n は1回1錠毎食後に内服という意味ですよ」と教えてくれました．

◆　　　　　　◆　　　　　　◆

　以下に，ときどき見かける手書き処方箋の略語について代表的なものを記載します．略語はドイツ語が由来となっています．

〈処方箋に用いられる略語：代表例〉
R, Rp., recipe：処方
M., morgen：朝
T., tag：昼，日中
A., abend：夕（晩，夜）
v.d.Ea.c., v, vor dem Essenante cibos：食前
n.d.Ep.c., n, nach dem Essenpost cibos：食後
v.d.S.h.s., vor dem Schlafengehenhora somni：就寝前
b.i.d., bis in die：1日2回
t.i.d., ter in die：1日3回
dieb.alt., diebus alternis：隔日

　最低限，M，T，A，n，b.i.d.，t.i.d. を覚えておけば汎用性があると思います．

処方箋上では簡略化して下記のように記載されていることもあります.

> 3錠を朝昼夕食後 → 3T/N
> 2錠を朝夕食後　 → 2T/MA
> 1錠を朝のみ　　 → 1T/M
> 1錠を眠前　　　 → 1T/vds

❷ リフィル処方箋とは

　「リフィル処方箋」とは，医師の定めた一定の期間内であればくり返し利用できる処方箋のことです.厚生労働省による令和4年診療報酬改定にて，この処方箋の使用開始が決定しました.リフィル処方箋を受けとれるのは，「症状が安定している患者」のみで，「医師の処方により医師および薬剤師の適切な連携のもと，一定期間内に処方箋を反復利用できる」とされています.つまり，対象となるのは生活習慣病をはじめとした慢性疾患の患者で症状が安定している場合に限られます.リフィル処方箋の対象外になっている薬もあり，注意が必要です.対象外の薬剤は，1回に使用できる限度量が決められている薬（新薬，劇薬，麻薬，向精神薬など）と湿布薬です.

❸ おわりに

　処方箋といっても，知らないルールもあるかもしれません.薬剤師と連携をとり，医療実践していくことが大事だと思います.

Profile

徳増一樹（Kazuki Tokumasu）
....
岡山大学病院 総合内科・総合診療科
2013年岡山大学医学部卒業.沖縄県立中部病院での初期臨床研修・内科後期研修を行い，卒後4年次には研修医全体のチーフレジデントとして，マネジメントも行う.その後，沖縄県立北部病院総合内科スタッフを経て，2018年より岡山大学病院 総合内科・総合診療科助教として着任.一般外来のほかに，不明熱外来やコロナ・アフターケア外来を担当し，総合内科・総合診療科としての強みを活かし診療と，医学生・研修医・専攻医の臨床教育にあたっている.

Column ❷

学会発表向けの
カルテ情報のまとめ方

原田　洸

❶ 学会発表の基本

① 学会発表に挑戦しよう

　皆さんは学会発表をしたことはあるでしょうか．初期臨床研修や専攻医研修をしていると，指導医の先生から「この症例は，ぜひ学会で発表しよう」と声をかけられることもあるかもしれません．はじめての方は躊躇してしまうかもしれませんが，このコラムではそういった学会発表初心者の方向けに，学会発表をする際のカルテ情報のまとめ方について解説します．

② 口頭発表とポスター発表

　学会発表の形式には大きく，スライドでの口頭発表とポスター発表の2つに分かれます．いずれもパワーポイントなどのツールで作成し，前者はスライドをUSBメモリに入れて持参，後者はポスターを印刷して持参するという形式が一般的です．また，コロナ禍でWeb形式の学会発表も普及しており，ePosterで発表したり，Zoomでスライドを用いて発表したりする形式があります．

③ 症例報告と臨床研究

　学会発表の内容は，大きく症例報告と臨床研究の2つに分かれます．学会発表初心者の方におすすめなのは，経験した珍しい症例や教育的な症例を発表する症例報告の形式です．今回は症例報告を発表する際のポイントを解説します．

❷ 抄録の作成

　まずは学会（学術集会）の数カ月前に，抄録を提出する必要があります．抄録は学会ごとに細かい指定があるため，学会のホームページを確認し，文字数の制限や提出形式，締め切りを確認しましょう．症例報告の場合，抄録全体の構成は前半部分に症例報告，後半部分に考察という順番で7：3〜8：2程度の割合で作成するとバランスがよくなります．普段カルテに書く入院・退院サマリとは異なり，余分な情報をできるだけ削ぎ落とし，その発表で伝えたいテーマに関係した内容に絞りましょう．

❸ スライドの作成

実際にスライドやポスターを作成していく際の注意点について，各論を解説します．

① タイトル，COI

口頭発表では1枚目にタイトルスライド，2枚目にCOI（conflict of interest：利益相反）開示スライドを示すのが一般的です．タイトルのスライドには演題名，演者と共同演者の名前および所属を記載しましょう．学会のホームページを確認すると，COIスライドの例をダウンロードできる場合が多いです．

② 現病歴，既往歴，内服薬など

現病歴は，できる限り本題に関連する内容に絞り，関係のない余分な情報は排除して簡潔にまとめましょう．また，病院の固有名詞や患者の特定につながる日時の使用は避けましょう（例えば，「A病院をX-10日に受診した」などと記載するようにします）．薬剤名は一般名で統一することが多いです．

③ 身体所見

バイタルサインや関連する身体所見を中心に記載します．

④ 検査所見，画像所見

関連する血液検査，放射線画像検査，生理検査，病理所見についてまとめます．血液検査は単位の記載ミスが起きやすいので入念にチェックしましょう．X線やCTなどの画像検査を載せる際は，患者の名前やIDが入らないように注意します．同じスライドに画像を複数枚載せる場合は，画像の大きさや位置を揃えることを意識しましょう．また，画像検査のなかで強調したい部分は，矢印で示したりや丸印で囲んだりして，聴衆にわかりやすいように工夫します．

⑤ 診断，臨床経過

検査の結果から導かれた診断とその後の臨床経過を記載します．長い経過の症例ではまとめるのに苦労しますが，発表のメインテーマにフォーカスすることをここでも意識しましょう．検査値の推移や投与した薬剤をまとめた経過表をつくると効果的です．

⑥ 考察，結語

症例に関連した文献的な考察を行います．疾患の概要，疫学的な特徴，これまでに同様の報告がどれほどあるか，といった内容を考察することが多いです．最後に結語としてTake home messageを記載するのも有効です．

❹ おわりに

　いかがでしたでしょうか．今回解説した内容はあくまで目安であり，実際には指導医の先生とこまめに相談しながら調整していくのが重要です．また，学会発表を行った症例は，ぜひ英語のケースレポートとして論文化をめざしましょう．学会発表はCV挿入などの手技と同じく，はじめは難しくて時間がかかりますが，慣れると楽しくスムーズにできるようになります．ぜひ勇気を出してはじめの一歩を踏み出してみてください．

Profile

原田　洸（Ko Harada）

マウントサイナイ ベスイスラエル病院 内科
2016年岡山大学医学部卒業．同大学病院にて初期臨床研修終了後，同大学病院，岡山市立市民病院にて内科専攻医として勤務．2020年に医学博士号を取得．岡山大学病院 総合内科・総合診療科（国際診療支援センター）助教を経て，2021年に渡米しニューヨークで内科レジデントとして勤務．

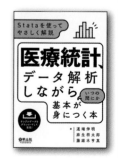

2020年6月号 (Vol.22 No.4)

コンサルトドリル

身近な症例から学ぶ、情報の的確な集め方・伝え方

宗像源之, 山中克郎／編

☐ 定価2,200円(本体2,000円+税10%) ☐ ISBN 978-4-7581-1644-2

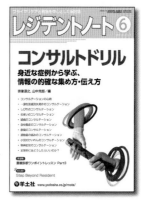

読者の声

● 「コンサルテーションやプレゼンテーションの上達には症例の経験が必須だとは思いますが, こういった書面上で知識の再整理を行うことで, 自分が今まで知らなかったことをはっきりさせることができました」
● 「コンサルテーションで必要な病歴聴取や身体所見など, コンサルトを受ける側の上級医が知りたいところがどこなのかを明示していただいたのでとても参考になりました」

2020年8月号 (Vol.22 No.7)

医学情報を獲りに行け！

情報を自ら選び取って臨床に活かす、これからの研修医の生涯学習法

舩越 拓／編

☐ 定価2,200円(本体2,000円+税10%) ☐ ISBN 978-4-7581-1647-3

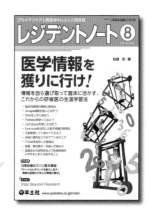

読者の声

● 「これだけ巷に情報が溢れている昨今, 正確で役立つ情報をいかに入手するかというのは切実な問題です. この特集では情報ソースの種類やその特徴, 活用方法などをまとめていただき大変参考になりました」
● 「PubMedでの上手な検索のかけかたなど, 日常診療を行うにあたって困っていることが解説されており, 今後もお世話になりそうな特集だと感じました」

増刊2020年8月発行号 (Vol.22 No.8)

日常診療の質が上がる新常識

疾患、治療法、薬剤など明日からの診療が変わる21項目

仲里信彦／編

☐ 定価5,170円(本体4,700円+税10%) ☐ ISBN 978-4-7581-1648-0

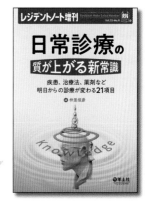

読者の声

● 「ただ知識をまとめただけの特集ではなく「なぜ?」を重視した内容になっており, 読んでいてとてもおもしろいと思いました」
● 「まさにこのような内容の1冊を待ち望んでいました. こうした知識のアップデートこそ, 成書ではできない定期雑誌の強みだと思います」

詳細は レジデントノート HPで！

最新情報もチェック ▶

 residentnote
 @Yodosha_RN

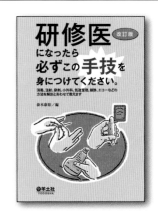
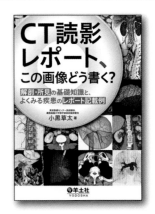

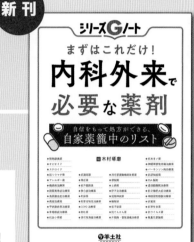
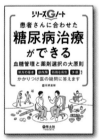
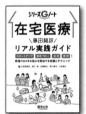
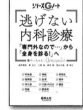

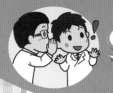

検査のTips!

第74回　梅毒血清検査はどう解釈すればよい？

清水博之

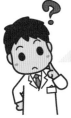

先生，先日手術前の感染症検査の結果を確認したら，梅毒血清検査で
RPR陰性，TPHA陽性の患者さんがいました．リスクはなさそうな患者
さんです．治療をした方がよいのでしょうか？

研修医 臨くん

梅毒血清検査はね，非トレポネーマ抗原検査とトレポネーマ抗原検査の
2種類があって，それぞれの結果を解釈して，総合判断することが大切
なんだよ．

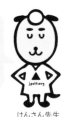

けんさん先生

解 説

● 梅毒の診断は血液検査で行う

　　梅毒は *Treponema pallidum*（TP）による局所から全身へ拡大する慢性の感染症で，年々増加し
ていて，**日常診療で遭遇することは決して稀ではないよ**．TPそのものを確認することで確定診
断できるけど，第1期梅毒の皮膚病変（初期硬結，硬性下疳）に存在するTPを暗視野顕微鏡で
確認する必要があり，現実的には困難であることがほとんどなんだ．そこで，採血して血清学的
に診断をすることが推奨されているよ（表）．測定する項目は非トレポネーマ抗原検査とトレポ
ネーマ抗原検査で，この両者を同時に行うことが推奨されているよ[1]．それぞれの検査は定性検
査と定量検査があって，前者は2倍，4倍，8倍…と用手的に倍数希釈法で報告される．一方で後
者は自動化法で小数点第1位までの定量値で報告されるんだ．後者の方が，測定誤差が少なく，
また変動を捉えやすいから，最近はこちらの方法が主流になっているよ．

● 非トレポネーマ抗原検査

　　梅毒に感染すると産生される脂質抗原（カルジオリピン）に対する抗体を測定するよ〔梅毒血
清反応検査（serological test for syphilis：STS）〕．通常RPR法が用いられるね．感染から陽性に
なるまで2～4週間を要する（この期間をwindow periodと呼ぶ）ので，感染初期には偽陰性に
なる可能性があるんだ．この非トレポネーマ抗原検査は梅毒の病勢を反映するので，治療後の効
果判定にも使えるよ．また，妊婦や全身性エリテマトーデスなどの自己免疫性疾患，HIV感染症
などでは偽陽性になることもあり（生物学的偽陽性），次に説明するトレポネーマ抗原検査と合
わせて判断する必要があるんだ．

● トレポネーマ抗原検査

非トレポネーマ抗原検査と異なり，トレポネーマ抗原検査は梅毒の菌体を抗原として抗体を測定するので，より梅毒に特異的．TPHA法，FTA-ABS法，TPLA法などが代表的だよ．RPR法よりさらに1〜3週間遅れて陽性になるので，感染初期には偽陰性になる可能性があるんだ（ただし最近はTPHA法の感度が高くなり，むしろRPR法より早く上昇することがあるので結果の解釈はさらに難しい！[2]）．

表 梅毒血清検査の解釈

非トレポネーマ抗原検査	トレポネーマ抗原検査	解釈
RPR法など	TPHA法，FTA-ABS法，TPLA法など	
陽性	陽性	**治療されていない感染** 治療失敗の感染
陽性	陰性	**RPR法の生物学的偽陽性** 感染のごく初期
陰性	陽性	**治療された過去の感染** 感染のごく初期 プロゾーン現象 TPHA法の生物学的偽陽性
陰性	陰性	**感染なし** 感染のごく初期

太字は特に頻度が高い臨床状況を示す．
プロゾーン現象：梅毒の菌量（抗原量）が過剰に存在することで，血清反応が陰性になる現象．

また基本的には梅毒に特異的だけど，Lyme病，レプトスピラ症，マラリアなどによる偽陽性も報告されているよ．この**トレポネーマ抗原検査は，一度陽性になると生涯陽性になるので，「これまでに感染したことがある」という事実しかわからない**んだ．臨くんの今回の質問，TPHA陽性であってもRPR陰性であれば治療は原則必要ないことが多いよ．患者さんに余計な不安を与えたり，不要な治療をすることのないようにしようね．ただし，感染初期の可能性も稀だけどゼロではないので，梅毒感染リスクの高い，つまり検査前確率の高い患者さんであれば2〜4週間後に再検査をしよう！

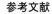

今月のTips!

梅毒血清検査はwindow period，偽陽性，偽陰性があります．検査前確率もあわせて，結果の解釈は総合判断が必要！

参考文献
1）Ghanem KG, et al：The Modern Epidemic of Syphilis. N Engl J Med, 382：845-854, 2020（PMID：32101666）
2）行正信康，他：梅毒検査法の現状．臨床検査，62：176-182, 2018

※日本臨床検査医学会では，新専門医制度における基本領域の1つである臨床検査専門医受験に関する相談を受け付けています．専攻医（後期研修医）としてのプログラム制はもちろん，一定の条件を満たすことができれば，非常勤医師や研究生としてカリキュラム制でも専門医受験資格を得ることが可能です．専攻した場合のキャリアプランならびに研修可能な施設について等，ご相談は以下の相談窓口までお気軽にどうぞ！！
日本臨床検査医学会 専門医相談・サポートセンター E-mail：support@jslm.org

※連載へのご意見，ご感想がございましたら，ぜひお寄せください！また，「普段検査でこんなことに困っている」「このコーナーでこんなことが読みたい」などのご要望も，お聞かせいただけましたら幸いです．rnote@yodosha.co.jp

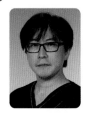

今月のけんさん先生は…
藤沢市民病院 臨床検査科の清水博之でした！
検査は日進月歩！私たちの頭もしっかりついていけるように，知識のアップデートが欠かせません．研修医，若手の先生たちの理解に役立てばうれしいです．

日本臨床検査医学会・専門医会 広報委員会：
五十嵐 岳，上蓑義典，江原佳史，尾﨑 敬，木村 聡，久川 聡，後藤和人，千葉泰彦，常川勝彦，西川真子，藤井智美，増田亜希子

日本臨床検査医学会
Japanese Society of Laboratory Medicine

日本臨床検査専門医会

臨床検査専門医を目指す方へ

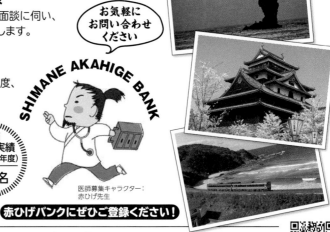
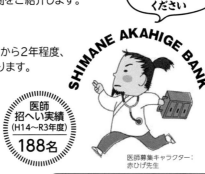
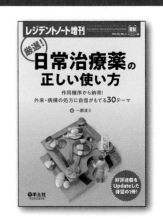

波形と症状，検査所見から診断・病態を読み解く

第2回　胸痛の心電図診断（前編）
〜急性心筋梗塞の心電図変化〜

杉山洋樹（岡山済生会総合病院 内科），森田　宏（岡山大学学術研究院医歯薬学領域 先端循環器治療学）

▶ はじめに

　　胸痛を呈する疾患の代表格である急性心筋梗塞の心電図所見は多種多様で，さらに時間経過とともにダイナミックに変化していきます．多くの症例で重症不整脈（頻脈性/徐脈性ともに）を合併し，また診断におけるピットフォールも多いことから総合的に高度な心電図判読力を必要とします．今回は基本的な心電図所見について前後編で解説していきます．

症例1　50歳代女性

【主訴】胸痛

【現病歴】仕事中の16時頃より強い安静時胸痛が出現し，救急搬送された．

【バイタル】血圧158/78 mmHg，脈拍数61回/分.

発症4カ月前および来院時の12誘導心電図を図1に示す．

発症4カ月前　　　　　　　　　　　　来院時

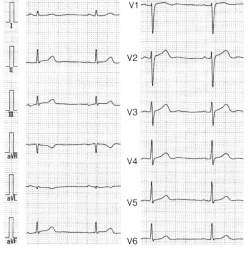
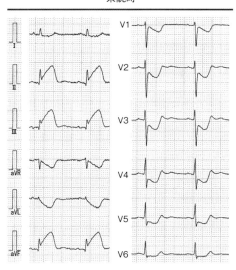

10.00 mm/mV　25.0 mm/秒　　　　　　　10.00 mm/mV　25.0 mm/秒

図1 ● 症例1：発症4カ月前および来院時の心電図

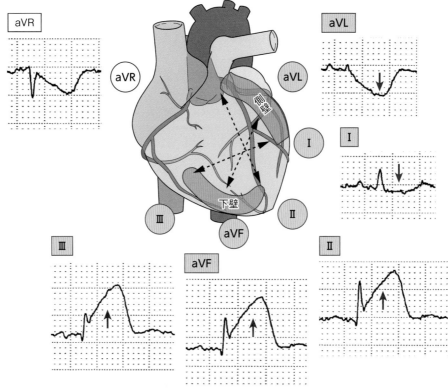

図2 ● 症例1：来院時心電図における，各誘導の所見および解剖学的位置関係（肢誘導）
➡ はST上昇，➡ はST低下を示す．
「下壁」は▨で，解剖学的な反対側に相当する「前壁〜側壁」は▨で示す．

▶ 心電図の所見・診断は何が考えられるか？

発症前の心電図には有意な病的所見を認めません．

図2，3に，来院時心電図の各誘導を「対応する解剖学的位置」に配置した図を示します（あくまで**各誘導の位置関係**を理解するための概念図です）．

来院時心電図では，「下壁」に対応する「Ⅱ，Ⅲ，aVF誘導」で<u>ST上昇</u>を認めます．また，解剖学的に**下壁の反対側**となる「前壁〜側壁」に対応した「V1〜V6，Ⅰ，aVL誘導」においては，鏡面像/対側性変化としての<u>ST低下</u>を認めます．急性心筋梗塞が疑われます．

> **ポイント**
> ・12誘導心電図では，それぞれの誘導は心臓の「解剖学的な位置関係」と密接に対応している．急性心筋梗塞においては「どの誘導でSTが上昇しているか」により，梗塞部位を推定することが可能である．
> ・急性心筋梗塞でのST上昇は「解剖学的に反対側」の誘導で鏡面像（mirror image）/対側性変化（reciprocal change）としての<u>ST低下</u>を伴うことが多い（必ずみられるわけではない）．

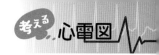
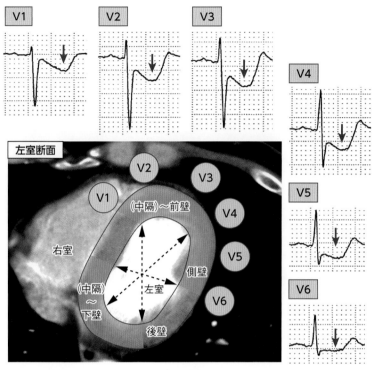

図3●症例1：来院時心電図における，各誘導の所見および解剖学的位置関係（胸部誘導）

➡はST上昇，➡はST低下を示す．

「下壁」は▓▓で，解剖学的な反対側に相当する「前壁〜側壁」は▓▓で示す．

▶ どのように検査を進めるか？

　心エコーにて心室壁運動異常の有無を特定しますが，エコー画像の解釈・診断には専門的な技術・経験を要するため診断感度は100％にはなりえません．**あらかじめ心電図所見により梗塞部位を推定しておくことでエコー診断の正確性を飛躍的に高める**ことが可能となるため，心電図所見を正確に判読する必要があります．

　また，採血にて，急性期マーカーとして特異的な心筋逸脱酵素（CK/CKMB，心筋トロポニンなど）の上昇を確認します．しかし発症から数時間以内など早期ではマーカーの上昇を認めない症例も多く，心筋梗塞を除外する根拠にはなりえません．**心電図を正確に判読し，総合的に判断する**ことが必須となります．さらに，高血糖・脂質異常症などの冠危険因子の存在も併せて確認します．

診断 　**急性心筋梗塞（下壁）**

　右冠動脈を責任血管とする下壁梗塞の症例です（なお，急性心筋梗塞におけるST上昇は「貫壁性の虚血」のサインとされますが，その正確な機序についてはいまだ議論があります）．

鑑別診断

　　　　ST上昇を呈する代表的な疾患を以下にあげます.

1) 早期再分極

　　　　"古典的"には，若年健常人・アスリートに広くみられる比較的広範囲の誘導における正常バリアントとしてのST上昇をいいます. 急性心筋梗塞と異なり，鏡面像・対側性変化としてのST低下は認めません（**図4A**）. なお，現在の早期再分極はJ点（QRSとSTの境界部）上昇あるいはJ波の存在をさし，致死性不整脈に至る「早期再分極症候群」という疾患概念が提唱されています.

2) 急性心膜炎

　　　　主にウイルス感染による心外膜の炎症性疾患です. 胸痛を主訴とし，広範囲な誘導でST上昇をきたしますが部位特異性を認めず，鏡面像・対側性変化も出現しません（**図4B**）. PR低下も特異性の高い，特徴的な所見です. 確定診断は，心機能に異常がない，胸痛の程度に呼吸変動がみられる，心筋逸脱酵素の上昇がない，などの特徴から総合的に判断します. ただし心筋に炎症が波及した場合（＝心筋炎の合併）は特に心筋梗塞との鑑別が難しい場合があります.

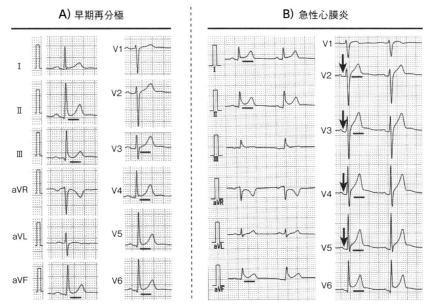

図4 ● 急性心筋梗塞の鑑別診断
A）早期再分極，B）急性心膜炎.
複数の誘導で，ST上昇（━）を認める. 急性心膜炎におけるPR低下（➡）も特徴的な所見とされる.

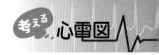

3) たこつぼ心筋症

主に強い情動ストレスにより発症します．急性期の症状・心電図変化は心筋梗塞に非常に類似し，救急の現場において明確に鑑別するのは困難です．

4) 左脚ブロック

心室内伝導障害の一種で，V1〜V3誘導を中心にST上昇がみられます．特発性の場合も多いですが，基礎に虚血を含めた器質的心疾患をもつ可能性もあり診断には注意が必要です．

5) Brugada症候群

V1〜V3を中心として，右脚ブロックパターンや急性心筋梗塞に類似する特徴的なST上昇を認めます．器質的な異常は認められませんが，特に中年男性において心室細動による突然死の原因となります．前述の早期再分極症候群と併せて「J波症候群」と総称される場合もあります．

6) 異型狭心症

狭心症でありながら安静時に発症し，かつST上昇をきたすことから「異型」と称されてきました．正式には「冠攣縮性狭心症」の一病型とされます．

症例 2 80歳代女性

【現病歴】大腿骨骨折で入院となり，整復術施行後．低血圧・徐脈にて緊急コールあり．
【バイタル】血圧64/40 mmHg，脈拍数42回/分．
心電図（肢誘導）を図5に示す．

▶ 心電図の所見・診断は何が考えられるか？

入院時の心電図には有意な異常所見を認めません．
発症時心電図では，下記の変化がみられます．

● 心拍数40回/分程度の徐脈を認める（P波の存在は不明瞭で，洞徐脈・洞停止の疑い）．
● 「下壁」に対応する「Ⅱ，Ⅲ，aVF誘導」で<u>ST上昇</u>を認める．
● 解剖学的に**下壁の反対側**となる「前壁〜側壁」に対応した「I，aVL誘導」において，鏡面像/対側性変化としての<u>ST低下</u>が出現している．

> **ポイント** 急性の下壁梗塞では刺激伝導系の障害を合併する頻度が高く，徐脈を呈しやすい．

下壁梗塞においては洞徐脈〜完全房室ブロックに至るまで多彩な**徐脈性不整脈**が出現しやすく，ときにAdams-stokes症候群による失神発作を呈します．これは刺激伝導系の**洞結節，房室結節**への血液供給が右冠動脈優位であることに加え，自律神経枝の分布から**迷走神経の過緊張**を生じやすいことに由来します（図6）．

臨床的には，胸痛のみならず**腹痛・嘔気・嘔吐**など，自律神経由来の「消化器症状」を主訴

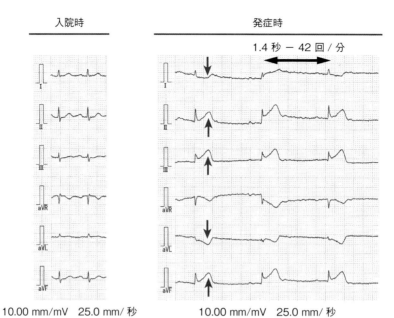

入院時　　　　　　　　　発症時

1.4 秒 ─ 42 回/分

I

II

III

aVR

aVL

aVF

10.00 mm/mV　25.0 mm/秒　　　　　10.00 mm/mV　25.0 mm/秒

図5 ● 症例2：入院時および発症時の心電図（肢誘導）
➡ は ST 上昇，➡ は ST 低下を示す．

洞結節枝 ─────── ✕　　① 洞結節の血流障害

右冠動脈 ───────✕　　② 房室結節の血流障害
房室結節枝 ───────

✕　③ 下壁伸展刺激による迷走神経の過緊張

図6 ● 下壁梗塞における徐脈性不整脈の原因

として受診される症例も多数経験します．診断の遅れを招かないためには「徐脈あるいは消化
器症状をみたら下壁梗塞を考慮する」ことも重要です．

診断	急性心筋梗塞（下壁）

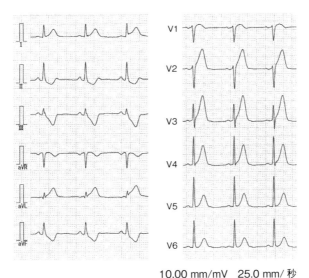

10.00 mm/mV 25.0 mm/秒

図7 ● 症例3：来院時の心電図

症例3 60歳代男性

【主訴】胸痛

【現病歴】数日前より，特に誘因なく一過性の胸部不快感を自覚していた．23時頃，くしゃみをきっかけに強い胸痛が出現し，救急搬送された．冠危険因子は脂質異常症と喫煙である．

【バイタル】血圧108/62 mmHg，脈拍数64回／分，SpO2 96％（室内気）.

来院時の12誘導心電図を図7に示す．

▶ 心電図の所見・診断は何が考えられるか？

図8，9に，来院時心電図の各誘導を「対応する解剖学的位置」に配置した図を示します（あくまで**各誘導の位置関係を理解するための概念図です**）．

「前壁～側壁」に対応する「V1～V6，I，aVL誘導」でST上昇を認めます〔「V2～V4誘導」はT波の増高／尖鋭化（hyper acute T waves）と考えられる〕．また，解剖学的に前壁～側壁の反対側である「下壁」に対応した「II，III，aVF誘導」において，鏡面像／対側性変化としてのST低下が出現しています．

診断 **急性心筋梗塞（広範前壁）**

症例3は，広範前壁（中隔～前壁～側壁）の急性心筋梗塞です．超急性期においては，ST上昇に先行して「T波の増高／先鋭化（hyper acute T waves）」が出現します．

下壁梗塞〔症例1（図1～3），症例2（図5）〕とは**解剖学的に反対側**の病変となり，ST上昇／低下の関係が逆転しています．

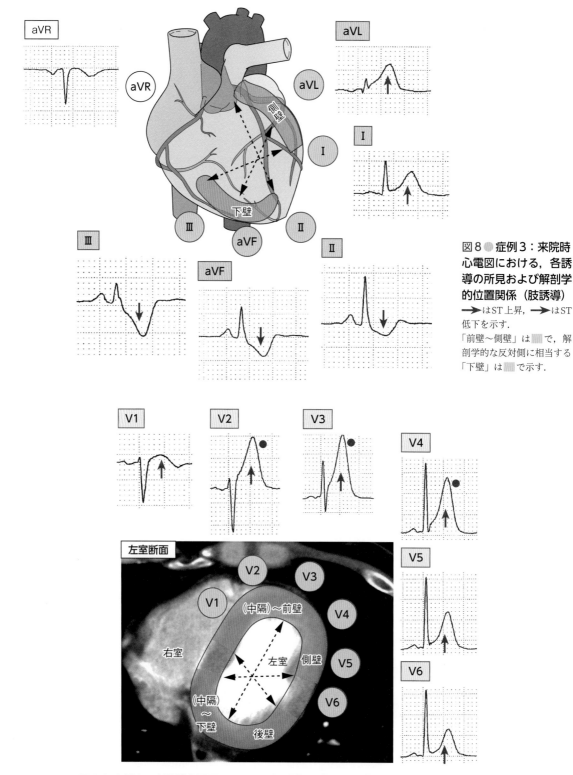

図8 ● 症例3：来院時心電図における，各誘導の所見および解剖学的位置関係（肢誘導）
➡ はST上昇，➡ はST低下を示す.
「前壁〜側壁」は ▨ で，解剖学的な反対側に相当する「下壁」は ▨ で示す.

図9 ● 症例3：来院時心電図における，各誘導の所見および解剖学的位置関係（胸部誘導）
➡ はST上昇，● はT波の増高／尖鋭化，➡ はST低下を示す.
「前壁〜側壁」は ▨ で，解剖学的な反対側に相当する「下壁〜後壁」は ▨ で示す.

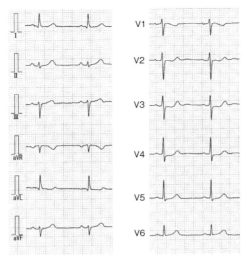

10.00 mm/mV　25.0 mm/ 秒

図10 ● 症例4：来院時心電図

症例 4　60歳女性

【主訴】胸部圧迫感

【現病歴】以前から仕事中にときどき胸痛を自覚していた．本日昼頃より前胸部の強い圧迫感が出現し，来院された．

【バイタル】血圧122/72 mmHg，脈拍数65回 / 分，SpO₂ 100 ％（室内気）．

来院時の12誘導心電図を図10に示す．

▶ 心電図の所見・診断は何が考えられるか？

　　図11に，来院時心電図の肢誘導を「対応する解剖学的位置」に配置した図を示します（あくまで**各誘導の位置関係**を理解するための概念図です）．

　　すべての誘導において，**ST上昇は認めません**．一方，解剖学的に**後壁の反対側**である「中隔〜前壁」に対応する「V2〜V4誘導」において，鏡面像/対側性変化としての<u>ST低下</u>を認めます．

診断　急性心筋梗塞（後壁）

ポイント　12誘導心電図においては，「後壁」に直接対応する誘導は存在しない．

　　症例4は，後壁の心筋梗塞です．通常の12誘導心電図では後壁を直接観察しうる誘導が存在しません．すなわち，純粋な後壁梗塞においてはST上昇を認めないことになります．解剖学的に後壁の反対側（中隔〜前壁）に位置する誘導では鏡面像/対側性変化としてのST低下が出現しえます（必ずみられるわけではありません）．

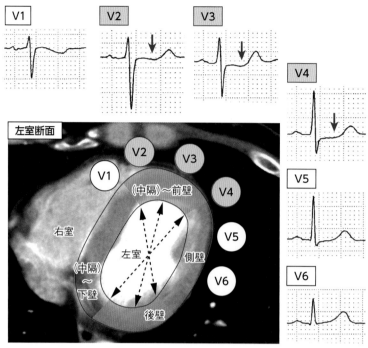

図11 ● 症例4：来院時心電図における，肢誘導の所見および解剖学的位置関係（胸部誘導）
➡はST低下を示す.
「後壁」は▨で，反対側の「中隔〜前壁」は▨で示す.

　ST上昇を認めないことから，自動診断において明確に「梗塞」とはコメントされません．本症例においても自動診断の表示は「ST-T異常：V3，V4」とされていました．心電図の判読においては細心の注意が必要となります．

　なお，実臨床では「後壁のみ」に単独で梗塞を生じる頻度は高くありません．隣接する下壁あるいは側壁の梗塞を伴うことが多く，下壁（Ⅱ，Ⅲ，aVF誘導）あるいは側壁（I，aVL，V5，V6誘導）でのST上昇から診断されることも多いです．

（次号，後編に続く）

杉山洋樹
（Hiroki Sugiyama）
岡山済生会総合病院 内科
1999年鳥取大学卒業.
2015年より現職.

森田　宏
（Hiroshi Morita）
岡山大学学術研究院医歯薬学領域 先端循環器治療学
1992年岡山大学卒業，岡山大学病院，大阪市立総合医療センターで研修を行い，2004年から3年間，米国インディアナ大学クラナート心臓研究所に留学．2013年より現職.

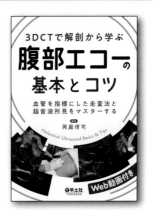
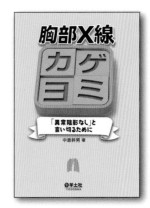

内科病棟診療のための

Practice-Changing Evidence
いつもの診療をアップデート

第9回

本連載では，臨床現場ではまだ十分に実施されていないものの，今後の常識となりうる「診療を変えるエビデンス（Practice-Changing Evidence）」を紹介します．今の診療を見直して，より良い病棟診療を目指しましょう．

輸液療法：積極的な輸液は必要か？

長崎一哉

〔水戸協同病院 総合診療科／質の高い病棟診療ワーキンググループ（日本病院総合診療医学会）〕

Point

- 急性膵炎の輸液療法では積極的輸液ではなく，中等度の輸液で十分である
- ICUにおける敗血症の輸液療法では，輸液量を控えても安全である可能性がある

はじめに

さて，今回は輸液療法，特に蘇生輸液をテーマとします．循環血漿量低下やショックをきたした重症患者では，輸液による蘇生が適応となります．蘇生輸液により血行動態を安定させ，十分な組織灌流を確保することで臓器不全を予防し，死亡リスクを低減することができます．輸液療法では，晶質液（生理食塩液やリンゲル液）が主に用いられます．

研修医の皆さんは，救急外来，病棟，集中治療室などで，そのような患者の初期診療にあたることがあります．その際，大量の輸液を投与することになると思いますが，実は多すぎる輸液（過剰輸液）には弊害があることが近年強調されてきています．**最も重要なものは体液過剰（volume overload）**です．大量の体液を急速に投与することによって生じ，全身の水分量が増加し，重症の場合には，うっ血性心不全や肺水腫を引き起こす可能性があります．体液過剰は入院期間を延長させ，死亡率を上昇させる可能性があります．また，生理食塩液の大量投与では代謝性アシドーシスをきたすことが知られており，一方でリンゲル液の大量投与では低ナトリウム血症が起こりえます．

よって，臨床医は早期の輸液療法を行うときには，**患者の状態を安定させつつ，害が出ない程度の量に抑える必要があります**．でも，「言うは易く行うは難し」です．適切な輸液量を検討した重要論文が2022年に2つ発表されています．それらの論文を学びながら理解を深めていきましょう．

症例

65歳男性，高血圧，アルコール使用障害．来院2日前からの腹痛があり，改善しないため救急要請．救急外来受診時，血圧110/40 mmHg，脈拍98回/分，呼吸数20回/分，SpO2 98%，体温37.5℃．体重60 kg．血液検査で，クレアチニン1.2 mg/dL，アミラーゼ385 U/L，乳酸値1.8 mmol/Lであるが，電解質異常はなし．腹部造影CT検査では，膵腫大，膵周囲脂肪濃度上昇がある．急性膵炎と診断し，疼痛管理に加え，輸液治療を開始しようとしている．

指導医：さて，何を開始しますか．

研修医：急性膵炎なので大量輸液による治療が必要と思います．使うのはリンゲル液や生理食塩液だと思います．

指導医：その通りですね．どの程度の量を投与しましょうか．

研修医：手元の教科書を見ると，1時間あたり5～10 mL/kgと書いてあります．この患者だと，1時間あたり500 mL程度投与することになりそうです．

指導医：そうですね．急性膵炎の患者では積極的な輸液療法が必要だといわれていました．しかし，近年の研究では過剰な輸液による害が指摘されてきています．2022年に急性膵炎と敗血症診療における輸液量についてのランダム化比較試験（RCT）が発表されていますので，その研究を紹介しましょう．

論文1 軽症の急性膵炎では，輸液量は中等度で十分！

de-Madaria E, et al：Aggressive or Moderate Fluid Resuscitation in Acute Pancreatitis. N Engl J Med, 387：989-1000, 2022（PMID：36103415）

2022年に発表された急性膵炎の輸液量に関するRCTである，WATERFALL試験[1]を紹介しましょう．急性膵炎といえば大量輸液をするのが常識と思われていたため，この研究は大きな反響がありました．

● 背景：急性膵炎に対して積極的な輸液を支持しない結果が出ていた

急性膵炎において輸液療法は診断早期における唯一となる効果的な治療です．サードスペースへの液体貯留，血管透過性亢進，水分摂取不足などの機序により起こる循環血漿量減少は膵壊死や急性腎障害に結びつき，死亡率を上昇させます．よって，国際ガイドライン[2]では，最初の24～48時間に250～500 mL/時の輸液投与（あるいは体重1 kgあたり5～10 mL/時）を推奨していました．しかし，実のところ積極的な輸液に関するエビデンスは乏しく，中等度の輸液量で十分とする研究が出ていました．2021年に発表された系統的レビュー/メタ解析においても，積極的輸液は中等度の輸液と比べ，死亡率，重大な合併症，敗血症が増えるという結果が出ています[3]．WATERFALL試験はその問いに答えを出すための質の高い研究となります．

● 方法

　本研究は多施設盲検RCTです．対象は18歳以上の軽症の急性膵炎患者です．臓器障害（ショック，腎不全，呼吸不全）のない患者が軽症に分類され，電解質異常，心不全，肝硬変，慢性腎不全のある患者は除外されています．参加者は積極的輸液群（20 mL/kg ボーラス投与し，その後3 mL/kg持続投与）と中等度輸液群（1.5 mL/kg持続投与し，循環血漿量低下時のみ10 mL/kgボーラス投与を先行）にランダムに振り分けられました．主要アウトカムは中等度または重度の急性膵炎への移行です．これはつまり，臓器障害が生じるかどうかということになります．安全性に関するアウトカムとして体液過剰（画像診断，血行動態モニタリング，心不全症状，心不全徴候）がチェックされました．

● 結果：積極的輸液群で体液過剰が多く，試験は早期中止された

　249名が参加し，基礎データは年齢56歳，女性が50 %，胆石性膵炎が60 %でした．循環血漿量低下を伴っていたのは，両群ともに50 %程度でした．研究は積極的輸液群で膵炎の重症化を予防する効果がみられず，かつ体液貯留が多いと判断され，中間解析で中止されました．主な結果として，中等症あるいは重症膵炎への移行は積極的輸液群で22.1 %，中等度輸液群で17.3 %（リスク比1.28）でした．一方で，体液過剰は積極的輸液群で20.5 %，中等度輸液群で6.3 %であり，明らかに体液過剰が多いという結果でした（リスク比3.25）．輸液量は48時間時点において，前者で7.8 L，後者で5.5 Lでした．

● 考察と臨床への応用：軽症の膵炎であれば輸液量は中等度で十分

　本研究の結果からは，軽症の急性膵炎への積極的輸液は体液過剰を招くだけであり，患者アウトカムを改善させないことがわかりました．日本ではより高齢の患者を診療する機会が多いでしょうが，過剰輸液による弊害はより起きやすいはずです．体重50 kg程度の急性膵炎の患者であれば，「**輸液量は1時間あたり60〜80 mL，ボーラス投与を追加するなら1回あたり500 mLで十分**」と1つ覚えておくといいでしょう．

論文2 敗血症患者に対するICU入室後の輸液制限は安全かもしれない

Meyhoff TS, et al：Restriction of Intravenous Fluid in ICU Patients with Septic Shock. N Engl J Med, 386：2459-2470, 2022（PMID：35709019）

　次に，集中治療室（ICU）の敗血症性ショック患者における輸液の制限を検討したRCT，CLASSIC試験[4]を紹介します．

● 背景：敗血症においても過剰輸液の害が指摘されていた

　敗血症および敗血症性ショックにおいても，過剰輸液の害が複数の研究で示されていました．しかし，2021年の敗血症の国際ガイドラインでは輸液量を制限することの推奨は出ていません[5]．本研究は輸液制限の有用性を評価するうえで質の高いエビデンスとなります．

● 方法

多施設非盲検RCTです．対象はICUに入室している18歳以上の敗血症性ショック患者です，輸液制限群と通常群にランダム化されました．制限群では重篤な組織低灌流のとき250〜500 mLの輸液のボーラス投与のみを行いますが，通常群では輸液量に制限がなく血行動態に改善を認める限りは輸液を投与してよいとなっています．両群ともに体液喪失，電解質補正，脱水の補正は可能とされています．主要アウトカムは90日以内の死亡です．

● 結果：輸液制限を行っても90日死亡率は変わらない

最終的に，制限群で764名，通常群で781名が参加しました．患者背景は平均80歳，男性60％であり，感染部位は消化管，肺，尿路の順で多いという結果でした．5日間の合計輸液量は制限群で1,450 mL，通常群で3,077 mLでした．主な結果として，90日死亡率は同等であり（42.3％ vs. 42.1％），その他の副次アウトカム（臓器障害，有害事象，生存日数）も特に変わりませんでした．

● 考察と臨床への応用：
ICU入室後は輸液制限を行っても安全かもしれない

本研究では，敗血症性ショック患者における輸液制限の有用性を示すことができませんでしたが，少なくとも安全である可能性を示しています．この研究では5日後においても輸液量が1,500 mL程度しか変わらないため，通常群においても輸液量を控える診療が行われていることを意味しています．一点注意が必要なこととしては，この研究はICU入室後の輸液であり，救急外来における30 mL/kgの輸液のボーラス投与は行われたうえでの診療だということを理解してください．

コラム　生理食塩液とbalanced crystalloidsはどちらが優れている？

大量の輸液を投与するときに，生理食塩液では代謝性アシドーシスをきたす可能性があり，balanced crystalloids（乳酸リンゲル液等）を使用することが提案されていました．2018年に発表されたSMART試験（ICU）[6]とSALT-ED試験（一般病棟）[7]はその両者を比較したRCTであり，balanced crystalloidsの方が腎合併症の減少が認められました．この研究から多くの施設が生理食塩液よりもbalanced crystalloidsを優先的に使用するようになりました．しかし，その後に発表されたRCTではそれと相反する報告されました．昨年発表されたPLUS試験[8]という大規模な多施設RCTにおいても，両者には差がみられませんでした．結局のところ，balanced crystalloidsが優れているのかはまだ結論がついていません．

症例のその後

指導医：…ということで，本症例は臓器障害を伴わない軽症の急性膵炎であり，中等量の輸液で十分そうです．

研修医：わかりました．この症例では明らかな循環血漿量低下の所見はないので，ボーラス投与は不要でしょうか．

指導医：そうですね．1時間あたり1.5 mL/kgの輸液のみで開始してよさそうです．

　　救急外来では80 mL/時の乳酸リンゲル液投与を開始した．入院48時間後において臓器障害は出現しておらず，疼痛も改善しており，良好な経過を辿っている．

おわりに

　　いかがだったでしょうか．過剰な輸液を制限する2つの研究を紹介しました．このテーマは今後も複数の疾患において研究がなされていくことでしょう．今後も要チェックですね．次回もお楽しみに！

◆ **文献**（読ん得度：読んで得するかどうかについてを著者が一定の吟味と偏見で決めた指標）

1）de-Madaria E, et al：Aggressive or Moderate Fluid Resuscitation in Acute Pancreatitis. N Engl J Med, 387：989-1000, 2022（PMID：36103415）
↑論文1です．読ん得度：★★★★★

2）Working Group IAP/APA Acute Pancreatitis Guidelines：IAP/APA evidence-based guidelines for the management of acute pancreatitis. Pancreatology, 13：e1-15, 2013（PMID：24054878）
↑急性膵炎の国際ガイドラインですが，2013年に発表されており，少し古いです．日本版のガイドラインは2021年に改訂されています．読ん得度：★★★☆☆

3）Di Martino M, et al：Systematic review and meta-analysis of fluid therapy protocols in acute pancreatitis：type, rate and route. HPB (Oxford), 23：1629-1638, 2021（PMID：34325967）
↑急性膵炎の輸液療法に関する系統的レビュー/メタ分析です．読ん得度：★★★☆☆

4）Meyhoff TS, et al：Restriction of Intravenous Fluid in ICU Patients with Septic Shock. N Engl J Med, 386：2459-2470, 2022（PMID：35709019）
↑論文2です．読ん得度：★★★★☆

5）Evans L, et al：Surviving sepsis campaign：international guidelines for management of sepsis and septic shock 2021. Intensive Care Med, 47：1181-1247, 2021（PMID：34599691）
↑敗血症の国際ガイドラインです．近年発表されたものであり，読む価値が高いです．読ん得度：★★★★☆

6）Semler MW, et al：Balanced Crystalloids versus Saline in Critically Ill Adults. N Engl J Med, 378：829-839, 2018（PMID：29485925）
↑ICUにおけるbalanced crystalloidsと生理食塩液を比較した試験です．読ん得度：★★★☆☆

7）Self WH, et al：Balanced Crystalloids versus Saline in Noncritically Ill Adults. N Engl J Med, 378：819-828, 2018（PMID：29485926）
↑一般病棟におけるbalanced crystalloidsと生理食塩液を比較した試験です．読ん得度：★★★☆☆

8）Finfer S, et al：Balanced Multielectrolyte Solution versus Saline in Critically Ill Adults. N Engl J Med, 386：815-826, 2022（PMID：35041780）
↑ICUにおけるbalanced crystalloidsと生理食塩液を比較した試験ですが，この研究では差がないという結果が出ています．読ん得度：★★★☆☆

紹介した論文のまとめ

		①de-Madaria E, et al：Aggressive or Moderate Fluid Resuscitation in Acute Pancreatitis. N Engl J Med, 387：989-1000, 2022（PMID：36103415）	②Meyhoff TS, et al：Restriction of Intravenous Fluid in ICU Patients with Septic Shock. N Engl J Med, 386：2459-2470, 2022（PMID：35709019）
クリニカルクエスチョンとその回答		重要度：★★★★★ ・軽症の急性膵炎に対する積極的輸液は中等度の輸液と比べ，中等症／重症膵炎への移行を減らすか？ →No．積極的輸液は中等度の輸液と比べ，中等症／重症膵炎への移行を減らさない．むしろ積極的輸液は体液過剰が2.85倍多い．	重要度：★★★★☆ ・ICUの敗血症性ショック患者において輸液の制限は通常の輸液と比べ，90日死亡率を減少させることはできるか？ →No．輸液制限は通常輸液と比べて90日死亡率を減少させることはできなかった．
研究デザインと方法	研究の方法論と対象	方法論 ・非盲検ランダム化比較試験 ・4カ国18の医療機関で実施 対象 ・18歳以上の急性膵炎患者（改定アトランタ分類で診断） ・臓器障害（呼吸不全，急性腎不全，ショック）のない軽症膵炎のみ 主な除外基準 ・高血圧（160/100 mmHg以上），心不全，非代償性肝硬変，電解質異常，慢性腎不全，体液過剰の所見，推定余命1年未満，慢性膵炎	方法論 ・非盲検ランダム化比較試験 ・8カ国31の集中治療室で実施 対象 ・ICUに入室している敗血症性ショックの18歳以上の患者 ・スクリーニング前24時間に1L以上の輸液を受け，血管作動薬または強心薬の持続投与がなされている 主な除外基準 ・12時間以上経過した敗血症性ショック，致命的な出血，重症熱傷，妊娠
	介入（曝露）と対照，アウトカム	介入（曝露）と対照 ・積極的輸液群と中等度輸液群に1：1にランダム化 ・積極的輸液群では20 mL/kgのボーラス投与を行った後に，3 mL/kg/時で持続投与 ・中等度輸液群では，10 mL/kgのボーラス投与を体液過剰所見がない場合のみ行い，1.5 mL/kg/時で持続投与 ・両グループでは乳酸リンゲル液を使用するが，過負荷の兆候がみられる場合は，流量の減量や停止が可能 アウトカム ・一次アウトカム：中等症（48時間以下の臓器不全）あるいは重症（48時間を超える臓器不全）の急性膵炎の発症 ・二次アウトカム：入院日数，ICU滞在日数，SIRS（全身性炎症反応症候群），局所的合併症，臓器不全，死亡 ・安全性：体液過剰	介入（曝露）と対照 ・輸液制限群と通常輸液群で1：1にランダム化 ・施設，転移性腫瘍／血液主要の有無で層別化 ・輸液制限群では，重篤な組織低灌流（乳酸値4 mmol/L以上，平均血圧50以下，網状皮斑，尿量低下）があれば250～500 mLの等張晶質液 ・通常輸液群では血行動態に改善を認める場合のみ輸液を投与するが輸液量に上限はなし ・両群において脱水，電解質不足の補正および維持輸液の投与は可能 アウトカム ・一次アウトカム：90日以内の死亡 ・二次アウトカム：重大な虚血性有害事象（脳，心筋，腸管，四肢），重篤な急性腎障害 ・安全性：輸液に対する有害反応
結果と結論		参加者 ・合計249名の患者が参加 ・年齢56歳，女性50 % ・胆石性60 % ・クレアチニン0.8 mg/dL，SIRS 25 %，循環血漿量低下50 % 代表的な結果（積極的輸液群 vs. 中等度輸液群） ・積極的輸液群では安全性に問題があり，予後改善もみられないため，中間解析で試験は中止された． ・中等症／重症膵炎への移行：22.1 % vs. 17.3 %（リスク比1.30） ・臓器不全：7.4 % vs. 3.9 %（リスク比1.23） ・局所的合併症：20.5 % vs. 16.5 %（リスク比1.28） ・体液過剰：20.5 % vs. 6.3 %（リスク比2.85） 結論 軽症膵炎に対する積極的輸液は中等度輸液と比べ，膵炎の重症化を減らさず，体液過剰を増やす．	参加者 ・合計1,554名の患者が参加 ・年齢70歳，女性40 %，体重77 kg ・感染巣：消化管（37 %），肺（27 %），尿路（16 %） ・ランダム化前24時間の輸液量：3,000 mL 代表的な結果（輸液制限群 vs. 通常輸液群） ・5日時点での輸液量：1,450 mL vs. 3,077 mL ・90日死亡：42.3 % vs. 42.1 %（リスク比1.0） ・重大な虚血性＋腎有害事象：29.4 % vs. 30.8 %（リスク比0.95） ・輸液に対する有害事象：4.1 % vs. 4.1 %（リスク比0.99） 結論 ICU入室後の輸液制限は通常輸液と比べ，90日死亡を減らさない．
実臨床への応用		臨床応用のしやすさ：★★★★☆ ・盲検化されておらず，体液過剰や輸液追加の判断に影響が出ている可能性がある ・体液過剰のリスクのある患者を除外しているため，高齢者の多い日本ではこの結果が当てはめられる患者は少ないかもしれない 今日からできること ・臓器障害のない急性膵炎患者には積極的輸液を控え，中等量の輸液（1.5 mL/kg/時）を実施する	臨床応用のしやすさ：★★★☆☆ ・解釈はやや難しい．本研究はICU入室後の輸液にかかわるRCTであり，両群とも3,000 mL程度の輸液が先行投与されている ・輸液制限の明らかな利益は認められなかったが，逆にいえば輸液制限することの害も明らかにはみられない 今日からできること ・ICU入室後の敗血症性ショックの患者（特に輸液過剰のリスクが高い患者）では，組織低灌流がみられるときのみ細胞外液のボーラス投与を行う

長崎一哉

Kazuya Nagasaki

水戸協同病院総合診療科
質の高い病棟診療ワーキンググループ（日本病院総合診療医学会）
今年で大学院を卒業し，博士号を手に入れることができました．臨床現場で働くなかで，教育活動や研究活動をどのようなバランスでキャリアに組み込んでいくかが今後の悩みになりそうです．

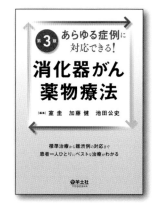
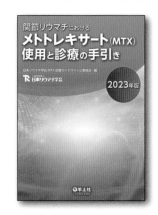
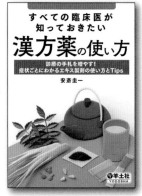

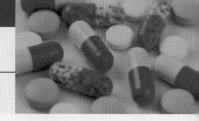

よく使う日常治療薬の正しい使い方

術後嘔気・嘔吐に対する制吐薬の正しい使い方～5-HT3拮抗薬でガイドラインに沿った治療を～

笹川智貴（東京女子医科大学 麻酔科学分野）

◆薬の使い方のポイント・注意点◆

- ・周術期の嘔気・嘔吐（PONV）のガイドラインが2020年に海外から発表され，標準的治療法が示されている
- ・PONVに対する予防薬として，本邦では2021年より5-HT3拮抗薬が保険適用となった
- ・PONVの発症には患者因子，麻酔因子，手術因子が関与している．PONVリスクの高さに応じ，麻酔方法の検討あるいは予防薬の投与などの対策を行う

1．はじめに

　麻酔科研修で実際に全身麻酔をかけてみると，抜管後から吐き気を訴え苦しそうにする患者に遭遇する．周術期の嘔気・嘔吐（postoperative nausea and vomiting：PONV）は麻酔を受ける患者の満足度を低下させ[1]，早期の離床，患者回復を妨げる[2]．さらに患者の回復室滞在時間を延長させるので術後の重点的な看護を要し1人あたり75＄のコスト増となる報告もありPONV対策は重点的に対応すべき課題である[3]．海外では強い制吐作用をもつ5-HT3拮抗薬を含めたPONVガイドラインが発表されていた[4]が，今まで本邦ではPONVに対して5-HT3拮抗薬の保険適用がなく使用することができなかった．しかし2021年より保険収載されたことから全身麻酔を受ける患者自身のリスク，麻酔方法のリスクを事前に判断してPONVを予防するためのガイドラインに沿った適切な対応をしていくことがスタンダードとなるだろう．

2．薬の作用機序

　PONV発症に関する部位や化学伝達物質，受容体は多岐にわたるため単一のターゲットを調整しても完全に予防できるわけではない．嘔気・嘔吐に関与する部位は中枢および末梢での作用に大別される．中枢では第四脳室底延髄背側に存在するarea postrema（最後野）の化学受容体引き金帯（chemoreceptor trigger zone：CTZ）が重要な役割を果たしている．この部分は血管が豊富で血液脳関門がなくさまざまな化学物質の影響を直接受ける結果，嘔気・嘔吐につながる．大脳皮質からは脳圧亢進や髄膜炎，不安や恐怖のような心理的な要因からも入力を受け，前庭器からは薬物や前庭系の異常により刺激が入力される．末梢からは主にセロトニン受容体のサブタイプの1つである5-HT3受容体が消化管に存在し自律神経や化学的刺激を介して延髄に入力される．それぞれの刺激が孤束核で集約され遠心路への興奮となり嘔気・嘔吐が誘発される（図1）．

　さらにPONVに関連する化学伝達物質と受容体も多様である．セロトニンとセロトニン受容体のサブタイプである5-HT3受容体，ヒスタミンとH1受容体，オピオイドとμ受容体，ドパミンとD2受容体，サブスタンスPとNK1受容体などがありそれぞれが治療標的となる．

　特に5-HT3受容体は末梢の消化管から中枢のCTZや孤束核に存在しPONVに対して大きな役割を果たしていると考えられる．

3．薬の種類

〈5-HT3受容体拮抗薬〉
- ・オンダンセトロン注4 mg（丸石製薬株式会社）：オンダンセトロン
- ・カイトリル®点滴静注バッグ3 mg（太陽ファルマ株式会社）：グラニセトロン

〈副腎皮質ホルモン〉
- ・デキサート®（富士製薬工業）：デキサメタゾン

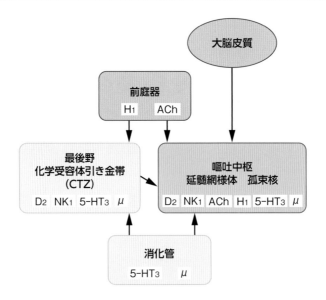

図1　嘔気・嘔吐に関与する部位と刺激の伝達
〈各部位に存在する受容体〉
D_2：ドパミンD_2受容体，NK_1：ニューロキニン$_1$受容体，H_1：ヒスタミンH_1受容体，5-HT_3：セロトニン
5-HT_3受容体，ACh：アセチルコリン受容体，μ：オピオイドμ受容体

〈ブチロフェノン系化合物〉
・ドロレプタン®注射液25 mg（アルフレッサファーマ）：ドロペリドール
〈消化管運動促進薬〉
・プリンペラン®注射液10 mg（日医工株式会社）：メトクロプラミド
〈抗ヒスタミン薬〉
・アタラックス®-P注射液（ファイザー）：ヒドロキシジン

4．薬の選び方・使い方

　PONVの発症には患者因子，麻酔因子，手術因子が関与しており，それぞれを評価してPONVリスクの高さを評価する．

1）患者リスクを評価する

　患者因子として，女性，非喫煙者，PONVや乗り物酔いの既往，若年者（＜50歳）がPONV高リスク群と分類される．術前診察の段階で患者リスクを評価する．

2）手術リスク

　手術内容や時間もPONV発症に影響するため，事前の確認が必要である．

　長時間に及ぶ麻酔時間，胆嚢摘出術，腹腔鏡下婦人科手術は特にPONVリスクが高いため適切な麻酔方法選択によるリスクの低減や予防薬の投与により積極的に治療される必要がある．

3）麻酔方法によるPONVリスク

　上記2つのリスクをふまえ，麻酔因子の影響を考慮して麻酔方法を決定する．

　PONVリスクが高いと考えられるものには，区域麻酔と比較した際の全身麻酔，吸入麻酔薬，笑気の使用，術後オピオイド使用がある．

　患者リスクや手術リスクでPONV高リスクと判断された場合は上記のようなPONVを誘発するような麻酔法を避け，プロポフォールを使用した全静脈麻酔を用いた麻酔方法を計画する．そのほか，区域麻酔で手術が可能であればそもそも全身麻酔を選択しない，全身麻酔が必要な場合は吸入麻酔や笑気を使用しない，術後鎮痛にオピオイドの使用を避け，区域麻酔やアセトアミノフェンなどほかの鎮痛方法で鎮痛可能かを考慮する．

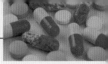

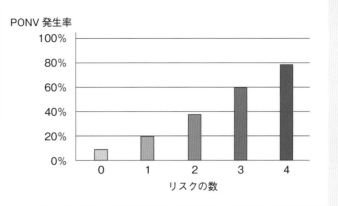

リスク	点
女性	1
非喫煙者	1
PONV既往あるいは乗り物酔い	1
術後のオピオイドの使用	1
合計ポイント	0〜4

図2 PONVリスクの数とPONV発生率
文献4より引用.

表 各制吐薬の推奨投与量と投与タイミング

予防薬	投与量	投与タイミング
オンダンセトロン	4 mg静注	手術終了時
グラニセトロン	0.35〜3 mg/kg静注	手術終了時
デキサメタゾン	4〜8 mg静注	麻酔導入時
ドロペリドール	0.625 mg静注	手術終了時
メトクロプラミド	10 mg静注	記載なし

4) PONVガイドライン2020に沿ったPONV対策の実際

　2020年に改訂されたPONVガイドラインに現在の標準的治療法が示されている[4].　はじめに先述したPONVリスクのなかで,「女性」,「非喫煙者」,「PONV・乗り物酔いの既往」,「術後オピオイド使用」について各項目1点としてリスク数のカウントを行う.　これらのリスクファクターが1つ増えるごとにおおよそ20％ずつPONVの発生率は高くなる(**図2**)[4].

　次にリスク数に応じて予防薬の投与を行う.　リスク数が1〜2の場合は予防薬を2剤投与する.　リスク数が3〜4の場合は3剤以上の投与を考慮する.　どの薬剤から投与すべきという順番については明示されていないが,　過去のランダム化比較試験で効果が示されている薬剤を使用することが望ましい.　オンダンセトロンやグラニセトロンは2021年から本邦でもPONVに対して使用できるようになった5-HT₃阻害薬である.　5-HT₃阻害薬は手術終了時のタイミングで投与する.　逆にデキサメタゾンのようなステロイドは効果を発現するのに時間を要するため麻酔導入時に投与を行う.　各制吐薬の投与タイミングと量を**表**に示す.　その他の予防法として,　麻酔方法にプロポフォールを使用した全静脈麻酔を採用する,　抗ヒスタミン薬,　ステロイド,　抗ドパミン薬,　抗コリン薬,　日本では周術期の適応がないがNK₁受容体拮抗薬,　鍼治療の予防的使用が推奨されている.

5) 各予防薬の副作用・注意点

　制吐薬の副作用で特に注意すべきものにはドロペリドールのQT延長がある.　QT延長はtorsades de pointes（TdP）に移行する可能性があり心電図変化を注意深く観察する.　また,　ドロペリドールやメトクロプラミドは錐体外路症状を呈することがあり,　ジスキネジアなどの発生に注意する.　デキサメタゾンのようなステロイドは高血糖や高血圧,　感染を発症する可能性があるが,　PONV予防で使用される用量の研究で有意に増加した報告はほぼないため比較的安全に使用できると考えられる.

　5-HT₃拮抗薬もQT延長の可能性が示唆されてい

るがコントロールと比較してQTに変化を認めないことから基本的には安全に使用できると考えられる.しかしほかにQT延長作用がある薬剤を併用していたり,QT延長の既往のある患者にはほかの代替薬剤を使用するオプションを検討した方がよい.

また,もし予防薬を使用してもPONVが発生した場合はレスキューとして異なる作用機序の予防薬を追加投与する.

5. おわりに

本邦でも5-HT3拮抗薬の保険収載によって,ガイドラインに沿ったPONVの予防・治療が可能となった.事前の患者リスク,手術リスクを適切に評価し麻酔法を選択し複数の予防薬の事前投与でPONVの発症を予防することができる.

引用文献

1) Eberhart LH, et al：Patient preferences for immediate postoperative recovery. Br J Anaesth, 89：760-761, 2002（PMID：12393775）
2) Junger A, et al：Factors determining length of stay of surgical day-case patients. Eur J Anaesthesiol, 18：314-321, 2001（PMID：11350474）
3) Parra-Sanchez I, et al：A time-motion economic analysis of postoperative nausea and vomiting in ambulatory surgery. Can J Anaesth, 59：366-375, 2012（PMID：22223185）
4) Gan TJ, et al：Fourth Consensus Guidelines for the Management of Postoperative Nausea and Vomiting. Anesth Analg, 131：411-448, 2020（PMID：32467512）

【著者プロフィール】
笹川智貴（Tomoki Sasakawa）
東京女子医科大学 麻酔科学分野
2001年 旭川医科大学卒業.

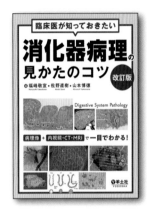
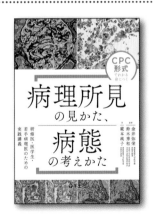

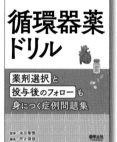
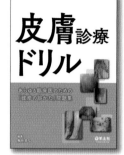
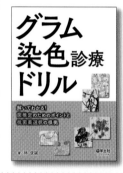
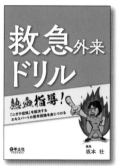
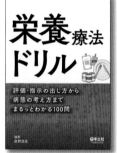
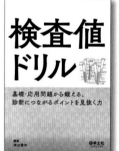

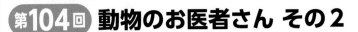

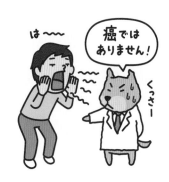

こんなにも面白い 医学の世界
からだのトリビア教えます

へぇ そうなんだー

中尾篤典
（岡山大学医学部 救命救急・災害医学）

第104回 動物のお医者さん その2

かつて「ショックになる患者さんは乳酸のニオイがするからわかる」といっていた同僚の先生がいました．実際には乳酸そのものは無臭といわれていますし，その先生は何のニオイを感知していたのか定かではありませんが，実際にショックになっていたので，すごいと思った記憶があります．確かにニオイは臨床で診断の助けになりますし，われわれ人間よりはるかに優れた嗅覚をもつ犬は，麻薬捜査や災害時の生存者の発見など，すでにさまざまな場面で嗅覚を活かして活躍しています．

「第91回 動物のお医者さん」（2022年4月号）で少し触れたのですが，犬の嗅覚を医学に応用する研究は盛んに行われており，がんのスクリーニングは有名です．カリフォルニア州の財団の研究では，普通のペットとして飼われている5匹の犬にがん患者さんと健常人の呼気のニオイを記憶させ，がんのニオイを感知したら寝転がるか座るように訓練したところ，早期を含む肺がん，乳がん患者を高い感度・特異度で判別することができたと報告しています[1]．同様に，九州大学で行われた研究では，大腸がん患者さんの呼気と便のニオイを犬に覚えさせ，実際の患者さんと健常人のサンプルを嗅がせたところ，呼気と便のいずれにおいても感度91％以上，特異度99％で大腸がんの存在を検知できることがわかりました．大腸がんのスクリーニングには便潜血が使われることが多いのですが，それよりもはるかに感度が高く，患者さんの食事内容や喫煙者であっても影響を受けず，ポリープや炎症性腸疾患などの良性疾患があってもきちんとがんのニオイを嗅ぎ分けました[2]．

犬ががん特有のニオイを嗅ぎ分けていることは確実であり，アルカンやベンゼンといったがんに含まれる揮発性有機化合物のニオイを感じている可能性があります．犬は便に含まれる *Clostridioides difficile* のニオイも嗅ぎ分けますので[3]，訓練しだいでは大きな力になってくれそうです．

しかし，犬も能力の個体差があり，加齢によって嗅覚は衰えます．また，気温・湿度に伴う嗅覚の変化や賢い動物であるがゆえの集中力の変化により精度はかなり影響を受けるので，働かせすぎてはいけません．医師の働き方改革の一環で，犬がわれわれの仕事をシェアしてくれる日が待ち遠しいです．

文 献

1）McCulloch M, et al：Diagnostic accuracy of canine scent detection in early- and late-stage lung and breast cancers. Integr Cancer Ther, 5：30-39, 2006（PMID：16484712）
2）Sonoda H, et al：Colorectal cancer screening with odour material by canine scent detection. Gut, 60：814-819, 2011（PMID：21282130）
3）Bomers MK, et al：Using a dog's superior olfactory sensitivity to identify Clostridium difficile in stools and patients: proof of principle study. BMJ, 345：e7396, 2012（PMID：23241268）

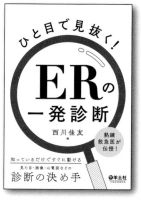
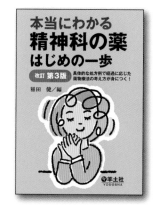
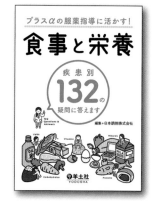

Step Beyond Resident

右下腹部痛の Myth Part3
～やっぱり痛いよ，尿管結石～

福井大学医学部附属病院総合診療部　林　寛之

あの手この手の除痛法

　右下腹部痛が虫垂炎だと思って精査した結果，尿管結石とわかったときの医療者の安堵感と，痛みに苦しむ患者さんの悲壮感はとても対照的だ．「死なない病気だから大丈夫♪」なんて明るく爽やかに医療者が言っても，患者さんの痛みは今そこにある危機なんだから！尿管の蠕動を止めようとブチルスコポラミン（ブスコパン®）なんて使ってるようじゃダメ．痛みの本態は炎症なんだからガツンとNSAIDsを使うのが必定なのだ．でもNSAIDsが効かないとき，腎機能が悪かったり妊婦だったりしてNSAIDsが使えないとき，ホラこのSBRを読んでおいてよかったでしょ？　ムフフ.

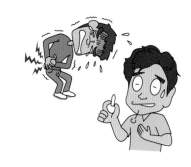

患者C　32歳　男性　　　　　　　　尿管結石

　右下腹部痛を主訴に患者Cが来院した．虫垂炎にしては非典型的だなぁと思いつつ，先月号のSBRを読んだ研修医Kは見事に右膀胱尿管移行部の尿管結石を見つけることができた．研修医Kは，「どんなに痛くても，こんな小さい尿管結石で死ぬことはないですよ，アッハッハ」と言って気持ちを和らげようとしたが，冷や汗交じりに激痛でもんどりうっている患者Cの心には決して届くことはなく，「どーでもいいから，この痛みを何とかしてくれぇぇぇ！」と怒鳴られてしまった．とりあえず大好きなアセトアミノフェンの点滴を行ったが効果がなく，さらにペンタゾシン（ソセゴン®）を使っても効果がなく，打つ手のなくなった研修医Kは途方に暮れた．（た，助けて…）心の声に呼応するように現れた上級医Hが輝いて見えた.

研修医K

「えぇ！　ガツンとNSAIDsなんですか？　腹痛はみんなアセトアミノフェンでいいんだと思っていました！　でも全然効かなくて…えぇ！　指圧？　蒸留水？　神経ブロック？　どういうことですか？」

尿管結石の痛みの tips & pitfalls

1) 基本は NSAIDs

　尿管の蠕動を抑えるブスコパン®なんて，尿を停滞させるだけなので，むしろ結石はできやすくなり，海外のテキストには記載すらないんだ．急性期の疼痛対策に使う薬ではない．

　尿管結石の痛みの本態は炎症なので，疼痛に対する治療はNSAIDsが基本となる．抗炎症作用がないアセトアミノフェンをオーダーしている若先生を見ると悲しくなってしまう…わかってないなぁ．ある程度十分量を投与（例：ジクロフェナクナトリウム 1 mg/kg）しないと効果が期待できないので注意が必要だ．

　ただ腎機能低下例や妊婦ではなかなかNSAIDsは使いにくい．ソセゴン®など合成麻薬を使用する場合もあるだろう．以降，知っているとちょっと得する裏技を紹介する．リドカインの点滴の報告もあるが，さすがに標準的治療とはいえない（Am J Emerg Med, 37：775, 2019／Am J Emerg Med, 36：1862-1864, 2018）．

2) 指圧，局所加温

　尿路系と同じ神経を刺激して，痛みの閾値を上げてしまって和らげようという方法．注射部位を冷やしたり，振動を与えたりして，神経を刺激しておけば，注射の痛みが軽減されるというのと同じ理屈だよね．

　尿管結石の部位の高さにもよるが，脊柱起立筋外縁から中心部に向かって指圧して，一番痛い部位をじっくり指圧する．患者さんは痛みで悲鳴を上げるが，いきみすぎて血圧が上がるといけないので，口を開けてもらい腹圧がかからないようにしよう．20秒ほどグリグリ圧迫してふっと力を抜くという指圧をくり返す．この方法はNSAIDsの坐剤が効いてくるまで，激痛に苦しむ患者さんの痛みを軽減することができる．

　同様に同部位を加温することで痛みを半減することができるので，熱めのタオルで加温しながら指圧をするといい感じだ．

3) 驚きの蒸留水皮内注射法

　神経を刺激して痛みをとるという意味では指圧と同じ理論だが，疼痛部位の周囲4カ所に蒸留水（生理食塩水ではダメ）を 0.5 mL ずつ皮内注射すると，アラ不思議．痛みがぐっと減る（図1）．これもNSAIDsと併用してもいい．蒸留水はゆっくり皮内注射してもとても痛い．尿管結石の激痛がある人じゃないと耐えられないかも．でもいったん注射してしまうと，皮膚の神経をピリピリ刺激してくれるので，感動的に尿管結石の痛みがとれる．この方法はなんと急

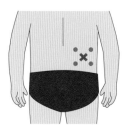

圧痛点の周囲4カ所
（一辺10 cm 程度）に
蒸留水を 0.5 mL ずつ
注射する

図1　蒸留水の皮内注射法

性腰痛症でも効果があるから，知っておいて損はない（Am J Emerg Med, 42：103-109, 2021）．

　なるべく細い針を使って，ベベルを下に向けた方が皮内注射は成功しやすい．皮下に注射したらダメだからね．これなら簡単で初期研修医でもできるだろう．針は寝かせ気味にして，刺入時に軽く皮膚をカウンタートラクションし，ほんの少しだけ皮膚を刺すのがコツなんだ．昔は抗菌薬投与前にアレルギーのスクリーニング目的で抗菌薬の皮内注射をしていた時代があり，みんな慣れたものだったが，最近の若先生は皮内注射をしたことがなく，結構へたくそなんだよねぇ．

4）神経ブロック　～上級者編～

　痛みの強い高さにおける超音波下での脊髄神経後枝内側枝ブロックも同様に効果があるが，広い範囲には効果が期待できない．

　広範囲な尿路系の痛みをとるのに，超音波下で腹横筋膜面ブロック，脊柱起立筋膜面ブロックが有効であるという報告が昨今散見される．合併症も少なく，超音波下で神経ブロックを行えば成功率は高い．尿路系の痛みはTh8〜L1由来が多いため，理にかなっている．

　超音波のプローブは厚みがあるものの，実際に針先を描出できる幅はたった1 mmなので，超音波下手技に習熟していないといけない．目線と超音波画面を一直線上に置いて，プローブと注射針をしっかり平行に穿刺できるように，細心のポジショニングと手技を心がけよう（図2）．

　腹横筋膜面ブロック（図3）は，側方の場合中腋窩線上で腹横筋膜の背側に局所麻酔（ロピバカインやブピバカイン）を15〜20 mL注射する．後方の場合は，腹横筋を背側に追い，腱膜に移行する部位で腰方形筋につながるので，この部位の腰方形筋後面に局所麻酔を注射する．

　脊柱起立筋膜面ブロック（図4）は，胸椎の横突起のすぐ後方，脊柱起立筋膜面に沿って局所麻酔を20 mLほど広げれば，痛みがぐっと減る．深さがあるのでやや難易度が高い．

　NSAIDsが使えない腎障害患者さんや妊婦には神経ブロックはいい適応と考えられる．この辺りの解剖はYouTubeで検索するとわかりやすい．でもYouTubeじゃあるまいし，「やってみ

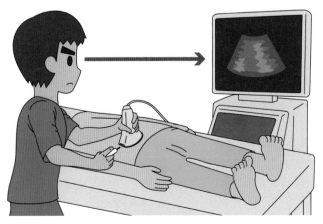

図2　神経ブロックのポジショニング

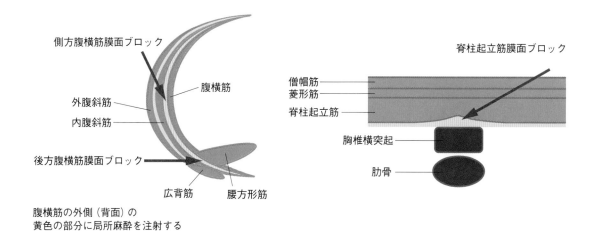

図3　腹横筋膜面ブロック

図4　脊柱起立筋膜面ブロック

（図3ラベル）
側方腹横筋膜面ブロック
外腹斜筋
内腹斜筋
腹横筋
後方腹横筋膜面ブロック
広背筋
腰方形筋
腹横筋の外側（背面）の
黄色の部分に局所麻酔を注射する

（図4ラベル）
脊柱起立筋膜面ブロック
僧帽筋
菱形筋
脊柱起立筋
胸椎横突起
肋骨

た」というスタンスで行うのはダメだよ．経験豊富な上級医に習って施行するようにしよう．
あ，手取り足取り教えてほしい人はぜひ福井に来てね♪

 ## 尿管結石患者への帰宅時のアドバイス

尿管結石の排石を促す薬剤でエビデンスがあるのは，α遮断薬のタムスロシンだけ．でも結石が小さい（＜5 mm）場合は，処方は不要だ．ジェットコースターの後部座席に座ると結石が落ちやすいかもという実験も報告されているが，もし本当なら夢の国に行きたくなってしまうね（J Am Osteopath Assoc, 116：647-652, 2016）.

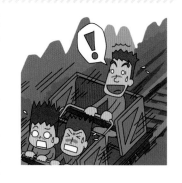

動物性蛋白は尿中のシュウ酸，カルシウム，尿酸を増やすため，なるべく動物性蛋白と塩分制限をして，カルシウムは普通に摂るということが以前は推奨されていた（N Engl J Med, 346：77-84, 2002）.国際尿管結石連合学会のガイドラインでは，動物性蛋白制限は予防効果があるとしている．しかし，Wangらのメタ解析では，蛋白制限は有意に尿管結石再発を予防できなかった．蛋白制限と塩分制限，カルシウム通常摂取を組み合わせると，再発を減らすことはできた．でも動物性蛋白制限といわれても，そんなに厳しく制限できないからいい結果が出なかっただけかもね．

カルシウムは摂らないと骨が弱くなるし，摂りすぎると尿管結石の材料になるので，普通に摂るよう推奨されることが多いが，Wagnerらはむしろカルシウムはたくさん摂った方が腸管内でシュウ酸カルシウムになりシュウ酸が吸収されにくくなるので尿管結石を予防できるという．シュウ酸はほとんどの食べものに含まれているので，制限は難しく，シュウ酸の特に多い食べものだけ気をつけてもらい，一緒にカルシウムを摂るようにすればいい．いろいろ変わるんだねぇ．

食事のアドバイスはこの表を有効に使ってね．

表 尿管結石再発予防の食事指導

○水分は多めに摂りましょう	1日2.5 L以上．種類より量が大事．尿が薄まるのが一番大事．
○カルシウムは普通に（しっかり）摂りましょう	特に乳製品がいい．シュウ酸が多い食事のときはカルシウムを意識して多めに摂りましょう．
△動物性蛋白は控えた方がいい	動物性蛋白制限の効果は不明な点が多いです．
△シュウ酸の多い食品はなるべく減らしましょう	ほとんどの食品に含まれるので制限は難しい． 特に多いもの：ほうれん草，チョコレート，ナッツ，たけのこ，さつまいも，ブロッコリー，コーヒー，緑茶，紅茶．
○果物（クエン酸）を食べましょう	クエン酸は尿をアルカリ化して尿管結石の予防になります．でもフルクトース（果糖）のジュースは予防になりません．
○塩分の多い食事はダメ	塩分が多いと尿中カルシウムが増えて，尿管結石ができやすくなります．
△ビタミンC，ビタミンDのサプリは摂りすぎないようにしましょう	ビタミンCは尿中シュウ酸を増やし，ビタミンDは尿中カルシウムを増やしてしまう．通常量なら問題ありません．
○肥満を解消しましょう	BMI＞30はリスクが高い．

Check！文献

1) Kober A, et al：Local active warming：an effective treatment for pain, anxiety and nausea caused by renal colic. J Urol, 170：741-744, 2003（PMID：12913687）
   ↑病院前のドイツの研究．生来健康な患者（尿管結石の既往あり，尿管結石らしい痛み，痛み≧VAS 60 mm）100人を2群に分けて，加温群（電気毛布で腹部と腰を42℃に加温）と非加温群を比較検討した．非加温群（VAS 81.8 mm→80.6 mm）と比べて，加温群（VAS 82.7 mm→36.3 mm）は劇的に疼痛が緩和された．

2) Moussa M, et al：Intradermal sterile water injection versus diclofenac sodium in acute renal colic pain：A randomized controlled trial. Am J Emerg Med, 44：395-400, 2021（PMID：32444296）
   ↑150人の尿管結石患者を3群（蒸留水皮内注射群，ジクロフェナク筋注群，生理食塩水皮内注射のコントロール群）に分けて比較検討した．30分後には痛みはVAS（10点）で蒸留水皮内注射群9.6→1.98，ジクロフェナク筋注群9.72→1.88，生理食塩水皮内注射群9.26→6.9となり，蒸留水皮内注射群はジクロフェナクと遜色ない効果を示した．

3) 佐倉伸一，原 かおる：超音波ガイド下神経ブロックの進歩—腹壁ブロック—．日本臨床麻酔学会誌，38：114-118，2018
   ↑腹壁ブロックの総説．腹横筋膜面ブロック，腰方形筋ブロック，腹直筋鞘ブロックについて．

4) Kadioglu E, et al：Transversus abdominis plane block：A new method in renal colic pain management. Am J Emerg Med, 38：2116-2118, 2020（PMID：33071076）
   ↑尿管結石に対する腹横筋膜面ブロックの3例の症例報告．痛みはVAS 10→1～2に激減する．

5) Noble M, et al：The Erector Spinae Plane Block as Novel Therapy for Renal Colic：A Case Series. J Ultrasound Med, 42：233-237, 2023（PMID：35481607）
   ↑尿管結石痛に対する脊柱起立筋膜面ブロックが有効であった10例の症例報告．0.25％ブピバカインと2％リドカインを混ぜて20～30 mL注射している．

6) Aydin ME, et al：Relief of refractory renal colic in emergency department：A novel indication for ultrasound guided erector spinae plane block. Am J Emerg Med, 37：794.e1-794.e3, 2019（PMID：30595427）

　↑難治性尿管結石痛に対する脊柱起立筋膜面ブロックが有効であったという3例の症例報告.

7) Fontenelle LF & Sarti TD：Kidney Stones：Treatment and Prevention. Am Fam Physician, 99：490-496, 2019（PMID：30990297）

　↑必読文献. 疼痛に対してはNSAIDs，排石にはα遮断薬が推奨され，発作時には水分を多く摂っても結石は排石されないので無駄. 再発予防に水分摂取（＞2.5～3 L/日），サイアザイド系利尿薬，アロプリノール，クエン酸などが推奨される.

8) Wagner CA：Etiopathogenic factors of urolithiasis. Arch Esp Urol, 74：16-23, 2021（PMID：33459618）

　↑必読文献. 尿管結石の成因についてのレビュー. 遺伝が関係し，家族歴があると2～3倍尿管結石になりやすい. 興味深いことにカルシウムをたくさん摂ると，むしろ腸管内でシュウ酸カルシウムになってしまうため，シュウ酸が吸収されにくくなるので，カルシウムは多めに摂った方が尿管結石になりにくいという. ほうれん草，チョコレート，ナッツ，緑茶はシュウ酸が多い. ほうれん草を食べるときにはおかかをたっぷりかけて，牛乳を飲むといいのかなぁ. カルシウム制限は意味がない. でも塩分摂取が多いと，尿中カルシウムが増えるため，塩分は制限したほうがいい. 水分は1日2.5 L以上を推奨. ビタミンCとDのサプリは尿管結石をできやすくしてしまう. 果物のクエン酸も尿をアルカリ化していい. ジュースのフルクトースはダメ. クエン酸もビタミンCも酸っぱいのに，働きは全然違うんだよね. トピラマートやサルファ薬，セフトリアキソンも尿管結石ができやすくなる.

9) Wang Z, et al：Effect of dietary treatment and fluid intake on the prevention of recurrent calcium stones and changes in urine composition：A meta analysis and systematic review. PLoS One, 16：e0250257, 2021（PMID：33872340）

　↑尿管結石予防のための食事療法に関する6つの研究のメタ解析. 蛋白制限そのものは尿管結石の予防には関与しなかった. 蛋白・塩分制限と通常カルシウム摂取は，通常カルシウム摂取だけと比べて，尿管結石の再発予防効果が認められた.

10) Zeng G, et al：International Alliance of Urolithiasis（IAU）guidelines on the metabolic evaluation and medical management of urolithiasis. Urolithiasis, 51：4, 2022（PMID：36454329）

　↑国際尿管結石連合ガイドライン.

No way！アソー！モジモジ君の言い訳　～そんな言い訳聞き苦しいよ！ No more excuse！No way！アソー（Ass hole！）

×「痛みが強かったのでとりあえずアセトアミノフェンを投与しました」
→尿管結石の痛みは炎症によるもの. 抗炎症作用のあるNSAIDsが第一選択だよ.

×「神経ブロックって効きそうなので，やってみようかな？」
→合併症を考慮して，まずは上級医に学びましょう. 「やってみた」というのはYouTubeだけにしてね.

×「尿管結石はシュウ酸カルシウムが多いので，シュウ酸やカルシウムの多い食べ物，肉類
　はしっかり制限するように言っておきました」
→カルシウムはある程度しっかり摂った方が予防になるんだよ．また動物性蛋白摂取制限は
　いいエビデンスがないんだ．それより水分をしっかり摂るようにアドバイスしてあげよう．

林　寛之（Hiroyuki Hayashi）：福井大学医学部附属病院救急科・総合診療部

みなさま，お待たせしました！ ついにERアップデート in 沖縄が再開されます．沖縄の海ではじけ
ちゃおう！ 超豪華プレゼンのプロに集結してもらいましたので，すごく勉強になるだけじゃなく，決
してあなたを飽きることはさせませんよ！ 次の日からすぐに役に立つ知識と技術を常夏の沖縄でぜひ
ゲットしましょう．講師との距離も近いので，日頃の悩みや勉強法なども泡盛を飲みながら聞けちゃ
うよ．研修病院自慢で発表すればもちろん出張扱い♪ ぜひ自分の病院を全国の仲間たちに自慢・宣伝
しに行こう！ 待ってるよ～. https://www.erupdate.jp から申し込んでね．早い者勝ちだよ～.

1986　自治医科大学卒業	日本救急医学会専門医・指導医
1991　トロント総合病院救急部臨床研修	日本プライマリ・ケア連合学会認定指導医
1993　福井県医務薬務課所属　僻地医療	日本外傷学会専門医
1997　福井県立病院ER	Licentiate of Medical Council of Canada
2011　現職	

★後期研修医大募集中！ 気軽に見学にどうぞ！ Facebook⇒福井大学救急部・総合診療部

Book Information

改訂版 ステップビヨンドレジデント1　救急診療のキホン編 Part1
発行 羊土社

心肺蘇生や心電図、アルコール救急、
ポリファーマシーなどにモリモリ強くなる!

林　寛之／著

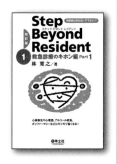

● 救急で必ずおさえておきたい知識を解説，大好評研修医指導虎の巻シリーズ第1巻
● 世界標準のエビデンスが満載，ワンランク上を目指すポストレジデント必携!

□ 定価4,950円(本体4,500円+税10%)　□ B5判　□ 400頁　□ ISBN 978-4-7581-1821-7

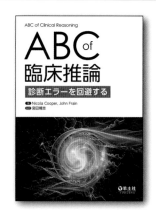
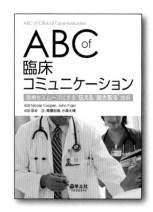
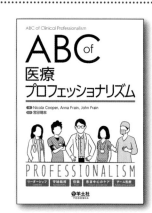

対岸の火事
研修医が知って得する日常診療のツボ
他山の石
中島 伸

他人の失敗を「対岸の火事」と笑い飛ばすもよし,「他山の石」と教訓にするのもよし. 研修医時代は言うに及ばず, 現在も臨床現場で悪戦苦闘している筆者が, 自らの経験に基づいた日常診療のツボを語ります.

その260
うまくいく秘訣は
直前の打ち合わせ

今回は, 打ち合わせの大切さをお話したいと思います.

頸動脈内膜剥離術の内シャント留置の例

ごく最近のこと. 3人で頸動脈内膜剥離術の手術をしました. この手術は, 頸部の頸動脈分岐部で血流を一時遮断し, その間に総頸動脈から内頸動脈にかけての血管壁を縦に切開して動脈硬化をきたした内膜を切除してきれいにし, また血管壁を縫合するというものです.

60分程度の血流遮断なら問題なくすむことが多いのですが, ときに虚血性合併症を生じることがあります. そこで, そのような有害事象が懸念される症例では, 内シャントというチューブを留置して長時間の血流遮断を避けつつ内膜切除を行うという手段をとらなくてはなりません. 実はこの内シャントを留置する手順がいささか複雑なのが現実です.

内シャント留置を, 固定された2〜3人のメンバーで毎週のようにやっているならスムーズにいくことでしょう. ところが, 実際には2〜3カ月に1回程度, 毎回違うメンバーでやるので手順を忘れがちになります. さらに, 術者によってやり方が微妙に異なっているので, レジデント達はそれに合わせなくてはなりません. 理不尽といえば理不尽な話です.

ある病院では内シャント使用の手術がある前日には, 術者とレジデントが手術室に集まってリハーサルをしているそうです. 現実に即した立派な心掛けですね. でも, 平成はじめ頃に私が働いていた病院では, ぶっつけ本番というのが部長の方針でした. 当然, スムーズにいくはずもなく, 怒鳴られて胃の痛い思いをさせられる日々を送ったのは苦い思い出です.

さて令和の現在, われわれの病院ではそんな危ないことはやっていません. どうするかというと, 毎回, 頸動脈分岐部を露出してから, 内シャントを挿入する直前にリハーサルをするわけです. つまり, 術者と第1助手, 第2助手でそれぞれ役割を決め, 5分ほどかけて手順を確認したうえで本番に臨むのです.

つい先日の手術では術者のほかにレジデントが第1助手として, 私が第2助手として参加していました. 内シャント挿入直前に直介ナースを加えた4人でリハーサルです.

術 者「よっしゃ, まずは血流遮断な. 外頸動脈遮断, 総頸動脈遮断, 内頸動脈遮断の順や」

レジデント「遮断用のブルドッグ鉗子はここに並べておきますね」

術 者「次に僕が切開線に沿って血管を切ったら, ブルドッグ鉗子を緩めながら白い方のチューブを内頸動脈に挿入するからな, 入ったら生理食塩水でバルーンを膨らませてくれ」

レジデント「はい」

術 者「僕が内頸動脈のブルドッグ鉗子を締めたら, 2本噛んでいるモスキートの片方を外してシリンジで内頸動脈からの逆流を確認してくれ」

レジデント「わかりました」

術 者「次に総頸動脈への挿入や. まず, 僕が右手の指で総頸動脈を摘まんでおいて左手で青い方のチューブを持つからな」

レジデント「はい」

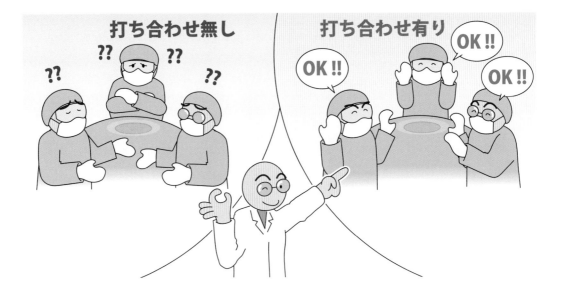

術　者「準備できたら，中島先生，総頸動脈のブルドッグ鉗子を緩めてくれますか？」

中　島「そのときは先生が『緩めて』と言うわけね」

術　者「ええ．僕が『緩めてください』と言ったら緩めてくれますか？」

中　島「OK」

術　者「チューブが入ったら『ブルドッグ締めてください』と言うんで，締めてくれますか？」

中　島「よっしゃ」

術　者「正しい位置にチューブが入ったら総頸動脈側のバルーンを膨らませてくれ」

レジデント「はい」

術　者「続けて総頸動脈側の逆流確認や」

レジデント「わかりました」

　まだ打ち合わせの途中ですが，実際に使う内シャントやシリンジを手に持って手術室の器械台の上でリハーサルが続くわけです．

術　者「よしっ，これで大丈夫やな．さあ本番行くぞ」

レジデント「ちょっと待ってください．もう1回だけ最初からリハーサルさせてくれませんか」

術　者「何や，1回で憶えろよ！」

中　島「いやいや，納得いくまで確認するのが正しいレジデントの在り方やぞ．もう1回リハーサルしようぜ」

　こんなふうに直前に練習しておいたおかげで，本番ではスムーズにシャントチューブを留置することができました．この一手間で合併症発生の確率を大きく下げることができるのですから，直前の打ち合わせは面倒がらずにやっておくべきでしょう．

腰椎腹腔短絡術（LPシャント）の例

　同じようなことはほかの手術でもいえます．例えば，先日に行ったのは腰椎腹腔短絡術，いわゆるLPシャントです．この手術は右下側臥位でセッティングするのですが，皮膚切開が背部正中付近，左側腹部，腹部正中付近の3つになり，また留置するデバイスも脊椎側チューブ，バルブ，腹腔側チューブに加えて接続用コネクターも使うので手順が煩雑です．

　この手術も術者によって微妙にやり方が違っているので，助手をつとめるレジデントはそれに合わせるのが大変．指導医A先生のやり方を指導医B先生の前でやると「アホか，そんなやり方があるかい！」

と怒られてしまいます．「あんまりだ」と思う人もいるかもしれませんが，レジデント生活というのはそんなものでしょう．

さて，私は怒鳴りたくないので，手術直前に助手のレジデントと打ち合わせをすることにしています．

中 島 「まず背中側やけど，正中から穿刺する？」
レジデント「いや，傍正中法（paramedian approach）でやりたいです．棘突起の隙間があまりなさそうなので」
中 島 「そうすると右から刺すか左から刺すか，どっち？」
レジデント「左にしようと思っています」
中 島 「よし，バルブはどこに置くかな？」
レジデント「腸骨稜のやや尾側です」
中 島 「そこの皮膚切開は1つか2つか？」
レジデント「できるだけ1つですませたいと思います」
中 島 「じゃあそこまで脊椎側チューブを引っ張り上げるのは専用パッサーか？」
レジデント「パッサーを使うと皮下の剥離範囲が大きくなるので，ゾンデと絹糸を使って引っ張り上げようと思うのですけど」
中 島 「おっ，患者さんへの配慮が行き届いとるな」

こんな感じの打ち合わせが続くことになります．文字にすると長いように感じますが，いくつかある

バリエーションのどれにするかを選択し，それを口頭で確認するだけなので2～3分程度しかいりません．後は黙々と手順通りにやるだけ．術中に「何やっとるんや！」みたいなことを言ったりする必要もないのでスムーズに手術が進行し，時間も節約できます．

手術に限らず，複数の人間でやる医療行為は万事こんな感じの打ち合わせをやっておくといいですね．ちょっとした手順確認をするだけで手術時間を短くでき，合併症も減らすことができます．そして，1番大切なこと，それは読者の皆さんが指導医になったときにも若い人相手に直前打ち合わせをすること．それを憶えておきましょう．

最後に1句

> 単純な　手術であっても　侮らず
> 　　　　皆で確認　時間の節約

中島　伸
（国立病院機構大阪医療センター脳神経外科・総合診療科）
著者自己紹介：1984年大阪大学卒業．脳神経外科・総合診療科のほかに麻酔科，放射線科，救急などを経験しました．

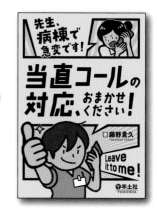
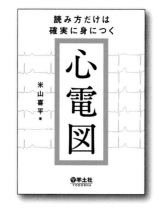
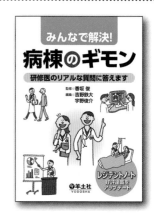

BOOK REVIEW

先生、病棟で急変です！
当直コールの対応、
おまかせください！

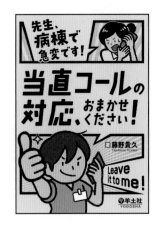

著／藤野貴久（聖路加国際病院 血液内科）
定価3,960円（本体3,600円＋税10％），A5判，254頁，
羊土社

　あなたが当直中，病棟対応で印象に残っているのはどのような状況だろうか？ 私の場合は血液内科で化学療法中の男性が震えているというcallである．当時，研修医だった私は発熱性好中球減少症に早急な対応が必要であることを知っていた．だが，患者さんを目の前にすると頭が真っ白になり何もできなかった．その時，私たちに求められるのは，知識だけではなく，目の前で起こっていることを適切に理解し，考え，判断する力なのだと強く感じた．その力を身につけるには，当直後に本書を使って振り返りを行うのが最適であろう．本書でえられるのは，ただの知識ではない．知識をもとに考え行動するための力である．

　本書の特色を3つ紹介させていただく．1つ目は考えながら動けるために生み出されたコール対応早見ガイドである．急変対応は考えながら動くことが求められるが，実際には経験と訓練が必要になる．コール対応早見ガイドをみれば一連の流れを頭に入れることができ，いつの間にか考えながら動くことができるようになるであろう．病棟へ行く前に一瞥して直行するのもよいが，対応後には振り返りに使うこともお勧めする．

　2つ目は病態へのこだわりである．症候に対する鑑別疾患や対応は，覚えやすいmnemonicsとして随所に紹介されている．本書を読むことで何をすればよいかだけではなく，なぜそれを行うかもわかるようになる．つまり本書はただのHow to本ではないのだ．例えば，ショックの本質を酸素供給量の式を用いた解説を行い，病態を普段の臨床に応用できるようになっている．当直中はリソースも時間も限られており，診断が確定しないことも多い．疾患ではなく病態にアプローチすることで，どんな場面でも冷静に対応できるようになるであろう．

　3つ目は振り返りの重要性である．研修医とチーフレジデントの会話は実際の話し声が聞こえてくるかのようなリアリティがあり，振り返りやフィードバックが苦手な医師はぜひ参考にしていただきたい．著者である藤野医師は「心は熱く！頭は冷静に！」という本書に出てくるチーフレジデントそのものである．多くの研修医を育て，人としての成長を見守ってきた藤野医師だからこそ，振り返りの重要性を人一倍理解されているのであろう．

　成功も失敗も経験したからこそえられるものであり，その経験を次に生かすことができるのが，振り返りの力である．ぜひ，本書を手にとり病棟対応の振り返りを行なってみてはどうだろうか．

（評者）玉井道裕（諏訪中央病院 総合診療科）

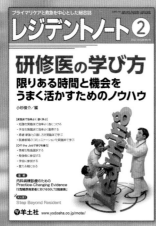
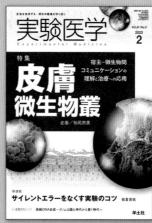

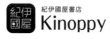

羊土社
YODOSHA

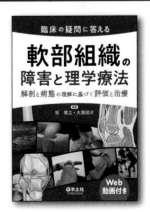

新生活のスタートに！
レジデントノート&研修医 フェア
開催書店のお知らせ

ただいま，全国書店では春の研修医シーズンに合わせ"研修医フェア"を開催しております．
フェア期間中は羊土社書籍をはじめ研修医のみなさまの力になる書籍が勢ぞろいいたします．ぜひ一度足をお運びください！

北海道・東北

北海道	喜久屋書店 小樽店	4/20頃まで
北海道	紀伊國屋書店 札幌本店	5/31頃まで
北海道	ジュンク堂書店 旭川店	5/31頃まで
北海道	北海道大学生協 書籍部北部店	5/15頃まで
北海道	MARUZEN&ジュンク堂書店 札幌店	5/31頃まで
青森	弘前大学生協 医学部店	5/15頃まで
岩手	東山堂 都南店	4/30頃まで
宮城	東北大学生協 星陵購買書籍店	5/15頃まで
宮城	丸善 仙台アエル店	6/20頃まで
秋田	西村書店 秋田支店	5/31頃まで
山形	山形大学生協 医学部購買書籍店	5/15頃まで
福島	ジュンク堂書店 郡山店	5/31頃まで

関東

群馬	紀伊國屋書店 前橋店	5/31頃まで
群馬	群馬大学生協 昭和購買書籍店	5/15頃まで
千葉	志学書店	5/31頃まで
神奈川	紀伊國屋書店 横浜店	5/15頃まで
神奈川	ジュンク堂書店 藤沢店	5/31頃まで
神奈川	丸善 ラゾーナ川崎店	4/30頃まで
神奈川	有隣堂 伊勢佐木町本店医学書センター	5/25頃まで
神奈川	有隣堂 医学書センター北里大学病院店	6/30頃まで
神奈川	有隣堂 横浜駅西口店医学書センター	5/15頃まで
神奈川	横浜市立大学生協 福浦購買書籍部	5/31頃まで

東京

東京	稲垣書店	6/30頃まで
東京	紀伊國屋書店 新宿本店	5/31頃まで
東京	ジュンク堂書店 池袋本店	5/20頃まで
東京	ジュンク堂書店 吉祥寺店	5/31頃まで
東京	ジュンク堂書店 立川高島屋店	5/31頃まで
東京	丸善 丸の内本店	5/31頃まで
東京	丸善 お茶の水店	6/30頃まで
東京	丸善 多摩センター店	4/30頃まで
東京	丸善 日本橋店	5/30頃まで

甲信越・北陸

新潟	新潟大学生協 池原店	5/15頃まで
新潟	西村書店	5/31頃まで
富山	BOOKSなかだ掛尾本店	5/28頃まで

東海

岐阜	岐阜大学生協 医学部店	5/15頃まで
岐阜	丸善 岐阜店	4/30頃まで
静岡	MARUZEN&ジュンク堂書店 新静岡店	4/15頃まで
静岡	谷島屋 浜松本店	5/10頃まで
静岡	谷島屋 浜松医科大学売店	5/31頃まで
愛知	丸善 名古屋本店	6/30頃まで

関西

滋賀	大垣書店 フォレオ大津一里山店	3/31頃まで
滋賀	喜久屋書店 草津店	5/10頃まで
京都	大垣書店 イオンモールKYOTO店	6/15頃まで
京都	丸善 京都本店	5/31頃まで
大阪	紀伊國屋書店 梅田本店	5/15頃まで
大阪	紀伊國屋書店 近畿大学医学部ブックセンター	7/31頃まで
大阪	紀伊國屋書店 グランフロント大阪店	5/31頃まで
大阪	ジュンク堂書店 大阪本店	5/31頃まで
大阪	ジュンク堂書店 近鉄あべのハルカス店	5/15頃まで
大阪	神陵文庫 大阪支店	5/31頃まで
大阪	神陵文庫 大阪医科薬科大学店	5/31頃まで
大阪	神陵文庫 大阪大学医学部病院店	5/31頃まで
大阪	MARUZEN&ジュンク堂書店 梅田店	5/31頃まで
大阪	ワニコ書店	4/30頃まで
兵庫	神戸大学生協 医学部店	5/15頃まで
兵庫	ジュンク堂書店 三宮店	5/31頃まで
兵庫	神陵文庫 本社	6/30頃まで
和歌山	TSUTAYA WAY ガーデンパーク和歌山店	4/30頃まで

四国

徳島	徳島大学生協 蔵本店	5/15頃まで
愛媛	ジュンク堂書店 松山三越店	4/30頃まで
愛媛	新丸三書店 本店	5/31頃まで
愛媛	新丸三書店 愛媛大学医学部店	4/30頃まで
高知	金高堂 本店	5/31頃まで
高知	金高堂 高知大学医学部店	5/20頃まで

中国

鳥取	鳥取大学生協 医学部ショップ	5/15頃まで
島根	島根井上書店	5/31頃まで
島根	島根大学生協 医学部店	5/15頃まで
岡山	喜久屋書店 倉敷店	6/25頃まで
岡山	神陵文庫 岡山営業所	5/31頃まで
岡山	丸善 岡山シンフォニービル店	6/30頃まで
広島	紀伊國屋書店 広島店	3/31頃まで
広島	ジュンク堂書店 広島駅前店	5/31頃まで
広島	広島大学生協 ヴィオラショップ	5/31頃まで
広島	フタバ図書TERA広島府中店	5/10頃まで
山口	井上書店	5/31頃まで
山口	山口大学生協 医心館ショップ	5/15頃まで

九州・沖縄

福岡	紀伊國屋書店 久留米店	5/20頃まで
福岡	紀伊國屋書店 ゆめタウン博多店	5/30頃まで
福岡	九州神陵文庫	5/20頃まで
福岡	ジュンク堂書店 福岡店	5/31頃まで
福岡	丸善 博多店	5/15頃まで
佐賀	紀伊國屋書店 佐賀大学医学部ブックセンター	6/30頃まで
長崎	紀伊國屋書店 長崎店	5/31頃まで
熊本	金龍堂 まるぶん店	5/31頃まで
大分	紀伊國屋書店 アミュプラザおおいた店	5/31頃まで
大分	九州神陵文庫 大分営業所	5/10頃まで
宮崎	未来屋書店 宮崎店	5/7頃まで
宮崎	メディカル田中	6/30頃まで
鹿児島	紀伊國屋書店 鹿児島店	5/31頃まで
鹿児島	ジュンク堂書店 鹿児島店	5/10頃まで
鹿児島	ブックスミスミ オプシア	5/31頃まで

※お問い合わせは各書店までお願い申し上げます．
※書店名は地域・五十音順で表示しております．

羊土社ホームページでは，研修医フェア開催書店の情報を
随時更新しております．最新情報はこちらをご覧ください！
https://www.yodosha.co.jp/
bookstore_fair/resident.html

(2023年3月13日現在)

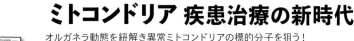

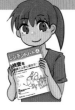

プライマリケアと救急を中心とした総合誌

レジデントノート

定価 2,530円（本体 2,300円＋税 10％）
※ 2022年12月号までの価格は定価 2,200円（本体 2,000円＋税 10％）

Back Number

お買い忘れの号はありませんか？
すべての号がお役に立ちます！

2023年4月号（Vol.25 No.1）

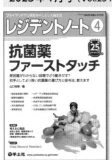

抗菌薬
ファーストタッチ

原因菌がわからない段階で
どう動きだす？
初手としてより良い抗菌薬の
選び方と投与法、教えます

編集／山口裕崇

2023年3月号（Vol.24 No.18）

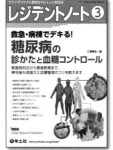

救急・病棟で
デキる！
糖尿病の診かたと
血糖コントロール

緊急時対応から患者教育まで、
帰宅後も見据えた
血糖管理のコツを教えます

編集／三澤美和

2023年2月号（Vol.24 No.16）

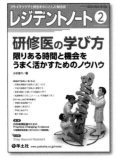

研修医の学び方
限りある時間と
機会をうまく活かす
ためのノウハウ

編集／小杉俊介

2023年1月号（Vol.24 No.15）

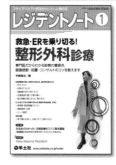

救急・ERを
乗り切る！
整形外科診療

専門医だからわかる診察の着眼点、
画像読影・処置・コンサルトの
コツを教えます

編集／手島隆志

2022年12月号（Vol.24 No.13）

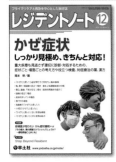

かぜ症状
しっかり見極め、
きちんと対応！

重大疾患も見逃さず適切に
診断・対処するための、
症状ごと・場面ごとの考え方や
役立つ検査、対症療法の薬、漢方

編集／岡本 耕

2022年11月号（Vol.24 No.12）

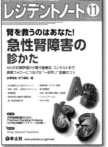

腎を救うのはあなた！
急性腎障害の診かた

AKIの初期評価から腎代替療法、
コンサルトまで
長期フォローにつなげる
"一歩早い"診療のコツ

編集／谷澤雅彦，寺下真帆

2022年10月号 （Vol.24 No.10）

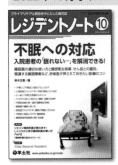

不眠への対応
入院患者の
「眠れない…」を
解消できる！

睡眠薬の適切な使い方と
睡眠衛生指導、せん妄との鑑別、
関連する睡眠障害など、
研修医が押さえておきたい診療のコツ

編集／鈴木正泰

2022年9月号 （Vol.24 No.9）

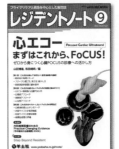

心エコー
まずはこれから、
FoCUS！

ゼロから身につく心臓POCUSの
診療への活かし方

編集／山田博胤，和田靖明

2022年8月号 （Vol.24 No.7）

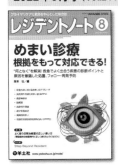

めまい診療
根拠をもって
対応できる！

"何となく"を解消！ 救急でよく出合う
疾患の診断ポイントと原因を
意識した処置、フォロー・再発予防

編集／坂本 壮

2022年7月号 （Vol.24 No.6）

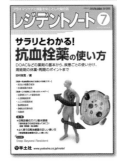

サラリとわかる！
抗血栓薬の使い方

DOACなどの薬剤の基本から、
疾患ごとの使い分け、
周術期の休薬・再開のポイントまで

編集／田村俊寛

2022年6月号 （Vol.24 No.4）

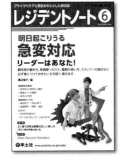

明日起こりうる
急変対応
リーダーはあなた！

蘇生時の動き方、各病態への介入、
薬剤の使い方、スタッフへの指示など
必ず身につけておきたい立ち回り、
教えます

編集／溝辺倫子

2022年5月号 （Vol.24 No.3）

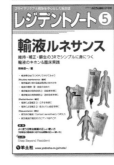

輸液ルネサンス

維持・補正・蘇生の3Rで
シンプルに身につく
輸液のキホン＆臨床実践

編集／柴﨑俊一

以前の号はレジデントノートHPにてご覧ください ▶ www.yodosha.co.jp/rnote/

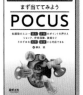
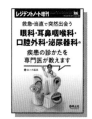
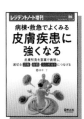
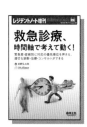

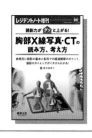
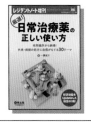
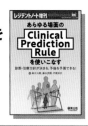
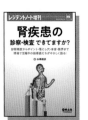
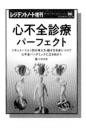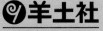

レジデントノート 次号 **6** 月号 予告

（Vol.25 No.4）2023 年 6 月 1 日発行

特　集

救急患者を入院させるとき・帰宅させるとき
～症例から学ぶ、Disposition 判断までの思考プロセス～ (仮題)

編集／関根一朗（湘南鎌倉総合病院【湘南 ER】）

救急外来では，目の前の患者さんに対し「入院させるか？ 帰宅させるか？」「帰宅の場合，再診についてどのように説明するか？」といった Disposition を適切に判断しなければなりません．初期研修医の先生にとっては「上級医がなぜそう判断したのかわからない，似たような症例でも対応が違うことがよくある」という，悩ましい場面かと存じます．

6 月号では，救急で自信をもって「入院か・帰宅か」を判断できるようになることをめざして，"同じ症状で来院しても異なる判断をすべき症例" を複数紹介し，上級医が判断までに考えていることを余さず言語化していただきます．

連　載

※タイトルはすべて仮題です．内容，執筆者は変更になることがございます．

レジデントノート購入のご案内

これからも臨床現場での「困った！」「知りたい！」に答えていきます！

年間定期購読（送料無料）

● 通常号〔月刊2,530円（10％税込）×12冊〕
… 定価 30,360円（本体27,600円+税10％）

● 通常号＋増刊号
〔月刊12冊＋増刊5,170円（10％税込）×6冊〕
… 定価 61,380円（本体55,800円+税10％）

★上記の価格で定期購読をお申し込みの方は通常号をブラウザで閲覧できる「WEB版サービス」※1を無料でご利用いただけます.

便利でお得な年間定期購読をぜひご利用ください！

✓送料無料※2
✓最新号がすぐ届く！
✓お好きな号からはじめられる！

※1「WEB版サービス」のご利用は, 原則として羊土社会員の個人の方に限ります
※2 海外からのご購読は送料実費となります

下記でご購入いただけます

● お近くの書店で
　レジデントノート取扱書店（小社ホームページをご覧ください）
● ホームページから または 小社へ直接お申し込み
　www.yodosha.co.jp/
　TEL 03-5282-1211（営業）FAX 03-5282-1212

◆ 編集部より ◆

日々のカルテや記録に紹介状, 診断書……作成すべき文書類がとても多く苦心されている研修医の方も多いのではないでしょうか.

5月号の特集では, 実はなかなか教わらない書類や記録の書き方をご解説いただいています. 書類の基本的なお作法や書き方をはじめ, 目的ごとの情報の取捨選択, 時間短縮のコツなど一生役立つスキルをたっぷり盛り込んでいただきました. 今すぐ参考にできる実例も満載です. この春から新研修医になられた方のはじめの一歩として, 2年目以上の方は日々の見直しに, ぜひご活用ください. 　　　　　　（溝井）

レジデントノート

Vol. 25　No. 3　2023〔通巻349号〕
2023年5月1日発行　第25巻　第3号
ISBN978-4-7581-1697-8
定価2,530円（本体2,300円＋税10％）［送料実費別途］

年間購読料
　定価30,360円（本体27,600円＋税10％）
　［通常号12冊, 送料弊社負担］
　定価61,380円（本体55,800円＋税10％）
　［通常号12冊, 増刊6冊, 送料弊社負担］
　※海外からのご購読は送料実費となります
　※価格は改定される場合があります

© YODOSHA CO., LTD. 2023
Printed in Japan

発行人　一戸裕子
編集人　久本容子
副編集人　遠藤圭介
編集スタッフ　田中桃子, 清水智子, 伊藤 駿, 溝井レナ
広告営業・販売　松本崇敬, 中村恭平, 加藤 愛
発行所　株式会社 羊 土 社
〒101-0052　東京都千代田区神田小川町2-5-1
TEL　03(5282)1211／FAX　03(5282)1212
E-mail　eigyo@yodosha.co.jp
URL　www.yodosha.co.jp/
印刷所　三報社印刷株式会社
広告申込　羊土社営業部までお問い合わせ下さい.

京都 ER ポケットブック 第2版

救急診療のバイブルとして、ぜひ白衣のポケットに！

編　　集■洛和会音羽病院救命救急センター・京都 ER

責任編集■宮前 伸啓

執　　筆■荒　隆紀

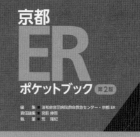

救急搬送までの**5分間**に、頭の中でチェックすべき事項がわかります。ポケットにあると安心の1冊です。

コンパクトでありながら、オールカラーでわかりやすい!!

◆ ER研修の壁を乗り越える**サポーター**として、**上級医の頭の中を言語化**して**コンパクト**に。

◆ 第2版は**皆が躓くERでのポイント**を意識した改訂。

◆ 主訴別アプローチの「アタマの中」は**文字＋イラスト**や**フロー**で図示し、緊急性の高い病態対応の大きな幹をイメージ化。

◆ **コンパクト**でありながら**オールカラー**でわかりやすい！

● A6　頁528　2023年
定価：4,180円
（本体3,800円＋税10%）
[ISBN978-4-260-04988-7]

医学書院

〒113-8719　東京都文京区本郷1-28-23　[WEBサイト]https://www.igaku-shoin.co.jp
[販売・PR部]TEL:03-3817-5650　FAX:03-3815-7804　E-mail:sd@igaku-shoin.co.jp

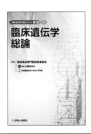
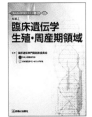
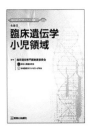
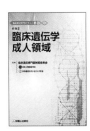
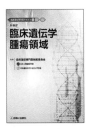
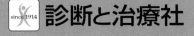

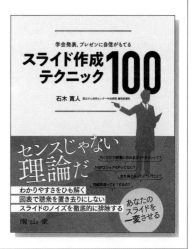
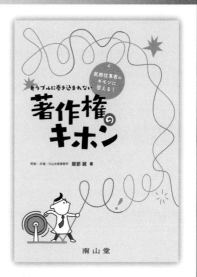

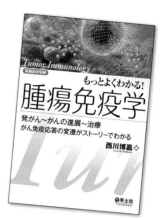

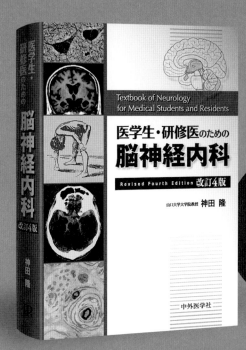

レジデントノート 5月号
掲載広告　INDEX